湿疹皮炎与皮肤过敏反应诊疗系列丛书

手部湿疹的诊断与治疗
Diagnosis and Treatment of Hand Eczema

丛书总主编　李邻峰

分 册 主 编　叶兴东

分册副主编　刘玉梅　戴向农

参 编 人 员　（按姓氏笔画排序）

　　　　　　叶兴东　刘玉梅　李邻峰

　　　　　　李青青　张　怡　陈蔓蔓

　　　　　　林思帆　罗标益　钟金宝

　　　　　　高方铭　黄琼霄　谢志敏

　　　　　　戴向农

U0197338

北京大学医学出版社

SHOUBU SHIZHEN DE ZHENDUAN YU ZHILIAO

图书在版编目（CIP）数据

手部湿疹的诊断与治疗 / 叶兴东主编 . —北京：北京大学医学出版社，2023.7

（湿疹皮炎与皮肤过敏反应诊疗系列丛书 / 李邻峰主编）

ISBN 978-7-5659-2876-5

Ⅰ. ①手…　Ⅱ. ①叶…　Ⅲ. ①手－湿疹－诊疗　Ⅳ. ① R758.23

中国国家版本馆 CIP 数据核字（2023）第 056777 号

手部湿疹的诊断与治疗

分册主编：叶兴东
出版发行：北京大学医学出版社
地　　址：（100191）北京市海淀区学院路 38 号　北京大学医学部院内
电　　话：发行部 010-82802230；图书邮购 010-82802495
网　　址：http://www.pumpress.com.cn
E - m a i l：booksale@bjmu.edu.cn
印　　刷：北京信彩瑞禾印刷厂
经　　销：新华书店
责任编辑：袁帅军　　责任校对：靳新强　　责任印制：李　啸
开　　本：710 mm×1000 mm　1/16　印张：7.75　字数：116 千字
版　　次：2023 年 7 月第 1 版　2023 年 7 月第 1 次印刷
书　　号：ISBN 978-7-5659-2876-5
定　　价：69.00 元

丛书总主编简介

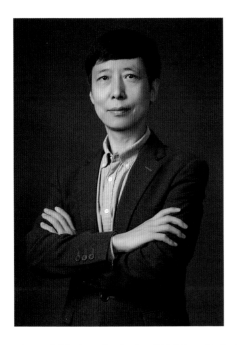

李邻峰（曾用名：李林峰），教授，主任医师，博士生导师。

现任首都医科大学附属北京友谊医院皮肤性病科主任，北京友谊医院过敏与临床免疫诊治中心主任。1982—1988 年在北京医科大学（现北京大学医学部）获医学学士学位，1988—1992 年在北京医科大学获医学博士学位。1992—2014 年在北京大学第三医院皮肤科历任副教授、教授、科主任，皮肤性病学研究室主任，北京大学皮肤性病中心副主任。1995—1998 年在美国伊利诺伊大学皮肤病学系及遗传学系任客座副教授。临床专业特长：皮肤性病，尤其是特应性皮炎、湿疹、接触性皮炎、皮肤过敏的临床诊治及科学研究。曾获美国芝加哥皮肤病协会研究基金奖。目前已主编著作 11 部，参编多部。发表中英文论文 250 余篇，医学科普文章数十篇。自 1994 年起，一直担任全国湿疹皮炎与皮肤变态反应学习班主讲。

兼任中国中药协会皮肤病药物研究专业委员会主任委员，中国老年保健医学研究会皮肤科分会主任委员，中国医师协会皮肤科医师分会过敏性疾病专业委员会副主任委员，中国人体健康科技促进会皮肤病专业委员会副主任委员，中华中医药学会皮肤科分会常委，中华预防医学会皮肤病与性病预防与控制专业委员会常委，中国中西医结合学会皮肤性病专业委员会常委及该委员会环境与职业性皮肤病（湿疹皮炎）学组组长，中国医疗保健国际交流促进会皮肤医学分会常委及该分会皮炎学组组长，中国免疫学会皮肤免疫分会常委，中国研究型医院学会皮肤科学专业委员会常委，世界华人皮肤科医师协会常委，中国整形美容协会化妆品评价专业委员会常委，北京中西医结合学会环境与健康专业委员会主任委员、医学美容专业委员会常委和皮肤性病专业委员会常委，北京整合医学学会皮肤科分会会长，北京医学会皮肤性病学分会常委，以及《中华皮肤科杂志》编委等。

分册主编简介

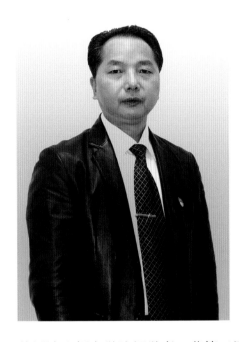

叶兴东，主任医师，教授，博士生导师。

现任广州市皮肤病防治所副所长，广州医科大学皮肤病研究所副所长。从事皮肤性病临床、防治及科研近30年。主要从事玫瑰痤疮等面部皮炎，天疱疮等大疱性皮肤病、梅毒、生殖器疱疹等性病，以及麻风病综合防治研究。同时，对银屑病、皮肤浅部真菌病、皮炎湿疹、荨麻疹等变应性皮肤病的诊治有丰富经验。

皮肤性病学硕士研究生毕业于中山医科大学（现中山大学医学院）。美国波士顿大学访问学者。获第三届广州市医学会"广州医师奖"，获中共广州市委、广州市人民政府授予2019年"广州市先进工作者"荣誉称号。主创广州市总工会"叶兴东劳模创新工作室"，自主知识产权开发国内首个梅毒风险测评、线上转介就诊综合服务平台"羊城医访"。申报国家专利5项，已获得软件著作权1项，授权发明专利2项，实用新型专利1项。

主要兼职有：广东省中西医结合学会慢性皮肤病防治专业委员会第一届、第二届主任委员，中国老年保健医学研究会皮肤科分会副主任委员，中国性病艾滋病防治协会性病防治专业委员会委员；广东省性病艾滋病防治协会性病防治专业委员会第一届副主任委员；广东省医师协会皮肤科医师分会暨广东省医学会皮肤性病学分会常委暨感染性皮肤病与性病学组组长；广州市医学会皮肤病学分会主委等。在国内外期刊发表论文 160 余篇，SCI 论文 8 篇；以第一完成人身份获得《生殖器疱疹的复发与控制》《广州市梅毒流行病学及预防控制》等成果 6 项、广东省及广州市科技奖 4 项。主编《实用皮肤性病的诊断与治疗》（120 万字），参编著作 6 部。

前　言

　　手是人体的重要器官，健康的双手能给人们的工作和生活增加自信。手部湿疹是一种发生于手部的常见皮炎湿疹类皮肤病，病因复杂，瘙痒难忍，且因为局部皮肤屏障异常，病情易反复。慢性手部湿疹容易给患者带来社交障碍、焦虑情绪甚至抑郁等不良影响，严重影响患者的生活质量。手部湿疹的诊断不难，但要明确患者个体化的病因并预防复发往往不容易。因此，针对手部湿疹进行有效治疗并提高患者的生活质量非常重要。

　　笔者在近30年的皮肤科临床实践中，经常遇到手部湿疹患者表达尽快治愈的迫切心情以及避免复发的强烈愿望，但患者对疗效的要求与手部湿疹的诊治效果之间难免存在差距。我们在治疗角化过度性手部湿疹等顽固的临床类型时尤其感到棘手，手头也缺乏系统介绍手部湿疹的诊断与治疗方面的参考书。因此，笔者一直想就此做些力所能及的工作。

　　恰逢首都医科大学附属北京友谊医院皮肤性病科主任李邻峰教授正精心策划编写《湿疹皮炎与皮肤过敏反应诊疗系列丛书》。在李教授的带领下，本人有幸负责该丛书中《手部湿疹的诊断与治疗》分册的撰写工作。基于近30年积累的皮肤科临床经验，本人从多年来收集到的手部湿疹临床资料中，精心挑选了120余幅手部湿疹照片，在查阅最新文献的基础上，对手部湿疹的诊断与治疗进行了系统介绍。本书共分12章，从手部解剖与生理特点开始，系统介绍了手部湿疹的病因、皮肤屏障特点、临床表现分类、诊断与鉴别诊断、病情评估、分类治疗和预防等。因为同一治疗方案对不同年龄、性别、职业以及不同类型的手部湿疹的疗效存在一定差异，所以删繁就简，笔者依据临床表现特征，按照角化过度性手部湿疹和水疱大疱性手部湿疹两大类型，结合国内外最新诊疗进展以及指南共识，梳理治疗方案、选择治疗手段，以期对广大皮肤科同行和手部湿疹患者有所裨益。

由于经验水平有限，本书难免存在瑕疵与错漏，希望同道们批评指正！以便再版时修订。

在本书编辑出版之际，请允许我对丛书总主编、首都医科大学附属北京友谊医院皮肤科主任李邻峰教授的指导表达诚挚的谢意，同时对参与本书编写的副主编广州市皮肤病防治所暨广州医科大学皮肤病研究所刘玉梅教授、戴向农副主任医师，参编者钟金宝主任中医师，海南省人民医院高方铭，广州医科大学附属第五人民医院谢志敏，佛山市第二人民医院张怡等皮肤科同行，以及研究生陈蔓蔓、李青青、罗标益表示衷心的感谢。他们在繁忙的临床和科研工作之余，为本书的编写出版付出了辛勤的劳动。

特别说明：本书药品的用法、用量仅供参考，具体请按《中国药典》及药品说明书执行。

叶兴东

2023 年 3 月于广州

目　录

第1章　手部解剖与手部皮肤的组织和功能特点 ……………………………… 1

　第1节　手部解剖特点 ……………………………………… 1

　第2节　手部皮肤的组织特点 ……………………………… 2

　第3节　手部皮肤附属器的分布及功能特点 ……………… 3

　第4节　手部皮肤的屏障功能 ……………………………… 4

　第5节　不同类型手部湿疹的皮肤屏障特征 ……………… 7

第2章　手部湿疹的概念 …………………………………………………………… 11

　第1节　手部湿疹的现代医学概念 ………………………… 11

　第2节　手部湿疹的中医概念 ……………………………… 13

第3章　手部湿疹的病因 …………………………………………………………… 15

　第1节　手部湿疹的外因 …………………………………… 15

　第2节　手部湿疹的内因 …………………………………… 17

第4章　手部湿疹的分类 …………………………………………………………… 19

　第1节　按病因分类 ………………………………………… 19

　第2节　按形态特征和临床表现分类 ……………………… 23

　第3节　按病程分类 ………………………………………… 27

第5章　手部湿疹的流行病学 ……………………………………………………… 29

　第1节　普通人群 …………………………………………… 29

　第2节　特殊职业人群 ……………………………………… 31

　第3节　特应性皮炎人群 …………………………………… 31

第6章　手部湿疹的实验室检查 …………………………………………………… 32

　第1节　概述 ………………………………………………… 32

　第2节　变应原检测试验 …………………………………… 32

第7章　手部湿疹的临床表现 ·· **37**

第8章　手部湿疹的临床诊断 ·· **45**

第1节　临床诊断分类 ·· 45

第2节　临床诊断分类流程 ·· 48

第9章　手部湿疹的鉴别诊断 ·· **51**

第10章　手部湿疹的治疗 ·· **65**

第1节　治疗概述 ·· 65

第2节　一般治疗 ·· 67

第3节　局部治疗 ·· 68

第4节　系统治疗 ·· 72

第5节　物理治疗 ·· 78

第6节　中医中药治疗 ·· 79

第7节　部分典型病例治疗方案介绍 ·································· 80

第11章　手部湿疹的预后和预防 ·· **88**

第1节　手部湿疹的预后 ·· 88

第2节　手部湿疹的预防 ·· 89

第12章　相关问卷 ·· **95**

第1节　手部湿疹流行病学调查问卷 ·································· 95

第2节　皮肤病生活质量指标调查表 ································ 100

参考文献 ·· **101**

第1章
手部解剖与手部皮肤的组织和功能特点

第1节 手部解剖特点

　　手是人体重要器官。手部不同部位的皮肤厚度不同，掌面手腕前区的皮肤较薄，皮下组织松弛，而手掌皮肤除了大小鱼际肌表面稍薄外，整体较厚而韧。掌心部皮下组织致密，结缔组织纤维将皮肤与掌腱膜紧密相连，使人能持物品稳固不易滑脱。手掌皮肤较手腕部厚；手指末节指腹皮嵴和皮沟间隔依次排列形成形态各异的特征性指纹；指掌面的皮下组织由纤维分隔成网状，内含小脂肪团，掌指面的皮肤纤维由紧密地连于屈肌腱的纤维鞘，在末节指端则连于指骨骨膜，故指掌面皮肤的活动度也很小。皮下组织中有丰富血管，神经走行其中（图1-1）。小鱼际皮下组织中有长方形

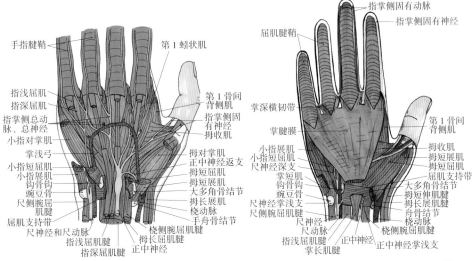

图 1-1　手部解剖模式图（引自：汪华侨，金昌洙 . 局部解剖学 . 北京：北京大学医学出版社，2013.）

薄肌片，叫掌短肌，起于掌腱膜内侧缘，止于手掌的尺侧缘皮肤，该肌收缩可使小鱼际皮肤产生皱纹。

第2节　手部皮肤的组织特点

一、表皮特点

手部皮肤结构及功能与其他部位大体相同，皮肤由三层构成：表皮、真皮和皮下组织。表皮是皮肤的最外层，细分为角质层、透明层、颗粒层、棘细胞层和基底层。致密、增厚的角质层是掌跖部皮肤的重要特征，且掌跖部皮肤表皮层的细胞数量和大小均大于非掌跖部，这些细胞由位于基底层的角质形成细胞不断往外层补充[1]。透明层是一层薄薄的、透明的角化细胞。角化细胞内含有由透明角质颗粒激化而成的角母蛋白，细胞核已退化消失。颗粒层介于透明层和棘层细胞之间，由 4～6 层角质形成细胞组成，颗粒层中的角质形成细胞含有半胱氨酸和组氨酸的颗粒，它们将角蛋白丝结合在一起[2]。基底层包含角质形成细胞、免疫细胞（如朗格汉斯细胞和 T 细胞）和黑素细胞等。

二、真皮特点

真皮位于表皮下，细分为乳头层（乳突）和网状层。人类的真皮乳头层延伸至表皮，包含促进营养物质运输的毛细血管以及感觉神经末梢[3]。真皮网状层包含皮肤附属器，如毛囊、皮脂腺和汗腺。真皮网状层明显比真皮乳头层厚，这是由胶原纤维和网状纤维的密集分布导致的。真皮层有成纤维细胞、肌成纤维细胞和免疫细胞，如巨噬细胞、淋巴细胞和肥大细胞。成纤维细胞合成一种由胶原蛋白、蛋白多糖和弹性纤维组成的细胞外基质，提供了真皮的结构完整性[4]。

三、皮下脂肪特点

真皮下面是皮下脂肪，由纤维细胞和脂肪细胞组成，富含蛋白质多糖和糖胺多糖，使该层具有黏液样特性[5]。皮下脂肪组织以脂肪酸的形式储存能量，是维持血糖稳定和脂质代谢平衡的重要内分泌组织[6-8]。这一层也产生多种介质，如生长因子、脂肪因子和细胞因子，并包含多种免疫细胞[9]。此外，因为脂肪是热的不良导体，所以皮下脂肪是身体的保温层。

第3节 手部皮肤附属器的分布及功能特点

与其他部位皮肤相比，手部皮肤附属器的不同之处主要在于手掌部皮肤无毛发，且缺乏皮脂腺[10-11]。

一、汗腺

人体不同部位的皮肤汗腺的密度各不相同。手掌是汗腺密度最大的部位之一（与跖部类似）。手部汗腺为外泌汗腺，也称小汗腺。不同个体手部出汗量的差异与其汗腺密度、被激活汗腺的数量等密切相关。有研究显示，手背汗腺平均密度约207个/平方厘米，掌指面约699个/平方厘米，掌心约306个/平方厘米。在剧烈运动中，掌指面的出汗明显多于掌心，掌心出汗量等同于手背。有人认为掌指面汗腺密度较高可能是掌指面出汗高于掌心的原因[12]。Amano 等[13]则认为出汗的差异主要是由激活汗腺数量变化造成的。不同刺激状态下出汗量也不同，Iwase 等[14]认为，大脑精神出汗中心控制掌跖部位皮肤的出汗，而热中心控制非掌跖部位皮肤的出汗。心理刺激（如情绪紧张）会导致掌心出汗明显[15]，而外界刺激如加热时出汗并不显著[16]。

二、毛发与毛囊

手掌部皮肤无毛囊和毛发，但手背毛囊与身体其他部位基本一致。毛发与毛囊由角化的表皮细胞构成。毛发分为长毛（头发、胡须、阴毛、腋毛）、短毛（眉毛、睫毛、鼻毛）和毳毛（面部、颈部、躯干部、四肢的毛）。毛发位于皮肤外的部分称为毛干，由内向外分为髓质、皮质和毛小皮。毛发位于皮肤内的部分为毛根，毛根基底部的肥大部分为毛球，毛球

3

底面向内的凹陷部为毛乳头，内有丰富的血管，为毛球提供营养。毛囊由表皮下降进入真皮而成，由内外两层毛根和纤维鞘组成，毛囊口至皮脂腺开口处称为毛囊漏斗部，皮脂腺开口处至立毛肌附着处称为毛囊峡部。毛发的生长呈周期性，分为生长期（3～10年）、退行期（3～4周）和休止期（3～4个月）。各部位的毛发在不同的时间分散脱落和生长，如正常人每日有70～100根头发脱落，同时也有与此相当量的头发再生。不同部位毛发的生长时间有长有短，与其生长周期不同有关。

三、皮脂腺

手掌无皮脂腺。皮脂腺是一种产生脂质的组织，由腺泡和导管组成。腺体呈泡状，无腺腔。皮脂腺多位于毛囊与立毛肌之间，导管开口于毛囊漏斗部或直接开口于皮肤表面。皮脂腺分布广泛，除掌跖部位和指／趾屈侧外，所有的皮肤均有皮脂腺，但以头皮、面部、胸、背上部等处较多。

四、指甲

指甲由多层紧密的角化细胞组成，坚韧、富有弹性。甲的外露部分称为甲板，覆盖甲板周围的皮肤称为甲皱襞，伸入近端皮肤中的部分称为甲根，甲板下的皮肤称为甲床，甲根下的甲床称为甲母质，是甲的生长区。甲的近端有一弧形淡白色区称为甲半月，甲板两侧与甲皱襞部分形成甲沟。指甲生长速度较趾甲快，指甲每日生长约 0.1 mm。甲的颜色等的改变与营养、疾病、生活习惯及环境有关。

第4节　手部皮肤的屏障功能

一、皮肤屏障

皮肤是一个复杂的器官，手部皮肤对于维持人体生理的重要功能（如防止体液流失、稳定体温和传导感觉神经冲动）具有重要作用。此外，它还具有高度特异的免疫靶位，对维持组织稳态、防御有害因素侵袭至关重要[17]。

皮肤的主要功能之一是通过物理屏障、化学屏障、微生物屏障、免疫屏障和紧密连接等保护宿主免受有害因素入侵。在没有外界刺激条件下，皮肤常驻免疫细胞维持着皮肤生理功能。

二、皮肤 pH

表皮角质层的"酸性套膜"对形成皮肤渗透屏障、保持皮肤的抗菌防御功能都很重要。角质层深层 pH 的变化对皮肤生理和病理的影响早已引起学者们的关注。皮肤 pH 在角质层底部为 7.0，在表面则为 4.1～5.8[18]，呈明显的梯度，这被认为是控制酶活性和皮肤更新的重要因素。皮肤 pH 受到大量内源性因素的影响，这些因素包括皮肤水分、汗液、皮脂、解剖部位、遗传易感性和年龄等。此外，外源性因素（如洗涤剂、化妆品、敷料封包）以及局部外用抗生素等也可能会影响皮肤 pH。pH 在刺激性接触性皮炎、特应性皮炎、鱼鳞病、寻常痤疮和白色念珠菌感染的患者皮肤上均出现变化（上升）。因此，使用皮肤清洁剂，尤其是 pH 约为 5.5 的合成洗涤剂，对预防和治疗这些皮肤疾病有益。

三、物理屏障

表皮的物理屏障功能主要由角质层中的角质细胞和细胞间脂质以"砖和灰泥"的方式组成，细胞间质散布着神经酰胺、胆固醇和游离脂肪酸等脂质[19]。每个角质细胞都包含于一个与角蛋白丝束相连的脂质包膜，这些角蛋白丝束填满了角质细胞的胞室，从而加强了其硬度[20]。角质层的角质膜由角质形成细胞脂质、皮脂和汗液等组成，是由外而内防止异物和微生物侵入的屏障，也是由内而外防止营养物质丢失的屏障。皮肤物理屏障功能的完整依赖于连接黏附分子和紧密连接蛋白，这些成分的表达异常或功能的失调将导致皮肤屏障异常，甚至导致皮肤疾病[21]。紧密连接蛋白包括特异性跨膜蛋白和斑蛋白，特异性跨膜蛋白包括连接蛋白（claudin 1～20和 occludin）和连接黏附分子（junction adhesion molecule，JAM），斑蛋白包括闭锁连接蛋白 1（zoula occludens-1，ZO-1）和耦联蛋白（symplekin），其中，claudin 1 存在于所有活细胞的胞质膜中，ZO-1 集中于表皮层。claudin

通常只存在于颗粒层[22]。

四、化学屏障

皮脂腺中的腺上皮细胞产生皮脂，皮脂富含三酰甘油、蜡酯、非酯化脂肪酸和角鲨烯等脂质。虽然人们对皮脂的功能还不完全了解，但已经达成共识：皮脂对毛囊起"密封"作用，从而防止微生物通过毛囊口进入皮肤深层。此外，人类皮肤表面偏酸性，pH 为 5.4 ～ 5.9，这使得皮肤成为潜在病原体不适宜生存的环境[23-24]。皮肤保持低 pH 的方法有很多：聚丝蛋白（flaggrin）是一种结合角蛋白纤维的丝状蛋白，被分解产生组氨酸，组氨酸被组氨酸酶进一步加工，由角质形成细胞合成酸性代谢物——反式尿酸，这与角质层的酸化有关；角质层中产生的脂肪酸也会改变皮肤的酸度[25]。此外，汗腺产生酸性电解质和乳酸，降低皮肤的 pH，促进表皮转换。皮肤表面弱酸性的生理 pH 促进共生细菌（如表皮葡萄球菌）生长，从而防止致病性菌株（如金黄色葡萄球菌）感染宿主[26]。

五、微生物屏障

有大量的研究表明，皮肤微生物群通过限制致病菌的生长在免疫中发挥重要作用[3]，其共生细菌已被证明可以产生一种抗菌肽（antimicrobial peptide，AMP），与人类抗菌肽 LL37 协同，共同杀死致病菌金黄色葡萄球菌[27]。手部是人与其他动植物以及环境间进行微生物接触或传播的关键媒介，相比于人身体其他部位而言，手部的微生态具有动态平衡的特征[28]。

六、免疫屏障

皮肤常驻免疫细胞包括朗格汉斯细胞、树突状细胞、巨噬细胞、肥大细胞、嗜酸性粒细胞等。中性粒细胞很少在健康的皮肤中发现，因此不是"皮肤细胞"。然而，在炎症条件下和皮肤受到损伤后，中性粒细胞可遍布皮肤。这些细胞通过分泌相关细胞因子或其细胞膜上受体共同维持复杂的细胞免疫系统[29]。由于皮肤的结构和免疫屏障，大部分的污物和病原体被控制并阻止进入体内。

（高方铭　叶兴东）

第5节　不同类型手部湿疹的皮肤屏障特征

手部湿疹（hand eczema，HE）的分类方法有多种，包括按病因分类、按病程分类、按临床表现分类等。2021 年，《中国手部湿疹诊疗专家共识》[30] 重点推荐：根据病因分类，HE 可分为外源性 HE 和内源性HE。其中，外源性 HE 包括刺激性接触性 HE、变应性接触性 HE、接触性荨麻疹 / 蛋白质接触性 HE；内源性 HE 包括特应性 HE、内源性水疱性HE、内源性角化性 HE。此外，HE 还可以根据病程进行分类，分为急性HE 和慢性 HE。

为了便于进行临床研究和结合皮损进行针对性治疗，我们按照临床表现特征，将 HE 分为水疱大疱性 HE 和角化过度性 HE。水疱大疱性 HE 以蜂窝状水疱或伴渗出、糜烂等急性期表现为主，瘙痒剧烈，后期可伴鳞屑。角化过度性 HE 无急性渗出表现，以干燥、脱屑甚至皲裂为特点[31]。在不同类型的 HE，皮肤屏障异常也存在一定差异，其相关蛋白表达及特征也不同。

一、水疱大疱性 HE（vesicular & bullous HE）

Voorberg 等[32] 的一项关于水疱性 HE（vesicular hand eczema，VHE）的研究发现，患者皮损转录组与健康人皮损相比，角质形成细胞宿主防御和炎症相关的基因 / 蛋白质高表达（例如 LTF、LYZ、LCN2、LCE3A、PI3 和属于 S100 基因家族的基因 S100A7A、S100A7、S100A8 和 S100A9），参与调控表皮分化的分子特异性上调或下调（例如 SPRR2A、SPRR2B、SPRR2D、SERPINA3、SERPINB3、SERPINB4 和角蛋白家族成员 KRT6、KRT16 和KRT17），而免疫信号基因尽管表达水平相对较低，但仍在皮损中上调

（MMP12、CHI3L2、CCL22、IL4R）；相对少量的基因在皮损中显著下调，其中最显著的基因为兜甲蛋白（loricrin，LOR；一种表皮分化相关蛋白）、IL37和LCE1D/e（宿主防御相关蛋白）；该研究首次用RNA测序对VHE进行了转录组学分析，同时用实时PCR（real time PCR，RT-PCR）定量探讨了靶基因的mRNA转录、免疫组化研究蛋白质表达水平。但是，本研究只有10名VHE患者和10名健康对照者，样本量较小。该研究结果显示，VHE与此前特应性皮炎皮损的转录谱结果存在重叠，这是否意味着这些HE患者同时存在特应性皮炎特质，或者说与未对HE进行病因分类有关，值得研究者进一步研究。

二、角化过度性HE（hyperkeratotic HE）

Kumari等[33]采用qPCR和免疫组化法对15例慢性角化过度性HE患者进行维A酸治疗前后其皮损Ki-67、3种紧密连接蛋白（claudin 1、claudin 2和occludin）、2种角质形成细胞（keratinocyte，KC）胞膜蛋白［兜甲蛋白（loricrin，LOR）和谷氨酰胺转胺酶1（transglutaminase 1）抗体］、2种骨架蛋白［包括角蛋白（keratin，K）10和聚丝蛋白（filaggrin，FLG）］共9种皮肤屏障相关蛋白的基因，以及胸腺间质淋巴细胞生成素（thymic stromal lympho-poietin，TSLP）基因表达进行分析，结果显示，维A酸治疗前皮损基底上部Ki-67表达增加，claudin 1、FLG、LOR和K10表达下调，TSLP表达上调，且TSLP与FLG呈负相关；而维A酸治疗后Ki-67表达显著减少，claudin 1表达上调，FLG、LOR、K10和TSLP的表达则持平，并且claudin 1、FLG、LOR的表达水平与HE的临床严重程度显著相关。该研究也初步证实了角化过度性HE存在屏障相关的基因/蛋白质表达失调。Politiek等[34]也在角化过度性HE中发现Ki-67阳性细胞数量增加，皮损中K9和K14表达显著下调，K5、K6、K16和K17则表达上调。慢性手部湿疹（chronic hand eczema，CHE）患者皮肤屏障相关蛋白FLG、FLG 2和hornerin显示下调，角化不全相关的激肽释放酶相关肽酶（kallikrein-related peptidase）5和7以及半胱氨酸蛋白酶抑制剂（cystatin）E/M也显示下调，皮损中的抗菌肽S100A7、S100A8/9、S100A11和SPRR2B表达显示上调。Wang 等[35]的一项研究发现，中度、重度 CHE 患者皮肤角质层完整性受损，外观"正常"的皮肤 pH、经皮水分丢失（transepidermal water loss，TEWL）显著高于健康志愿者，且皮肤含水量也低于健康志愿者。另外，Kumari 等[33]使用维 A 酸治疗角化过度性 HE 患者并检测了其治疗前后患处 TEWL，结果无显著性差异，提示角化过度性 HE 患者存在皮肤屏障障碍。外源性刺激性接触性 HE、变应性接触性 HE 和内源性角化过度性 HE 的皮肤角质层对脂质或十二烷基硫酸钠的易感性没有差异[36]。Tauber 等[37]对 71 例 CHE 患者（其中角化过度性 HE 占 60.6%）进行潜在类别分析（latent class analyze）研究结果表明，不管何种病因，皮肤屏障功能障碍的严重程度［包括皮肤的高 TEWL 和皮肤屏障高损伤（high impairment，HI）、金黄色葡萄球菌（*Staphylococcus aureus*，SA）高定植、IL-8 高水平和 *FLG* 基因高突变频率］是 CHE 患者最重要的特征。可见，不同原因、不同类型的角化过度性 HE 有着不同的屏障差异。

三、特应性 HE（atopic HE）

　　FLG 是角质层的结构蛋白，富集了角蛋白丝，导致角质形成细胞致密化和角质层形成。Wong 等报道[38]小鼠中的 *FLG* 基因突变导致了皮肤干燥脱屑、角蛋白异常堆积、表皮渗透性屏障受损，致敏原入侵。另外，还有 Molin 等[39]发现，HE 的皮损中存在 FLG 含量降低的现象。Thyssen 等[40]发现，*FLG* 基因突变增加了特应性皮炎（atopic dermatitis，AD）患者患 HE 的风险，其突变与青少年罹患 HE 及后者持续到成年期有关。对 *FLG* 基因的突变研究还发现：① *FLG* 两种突变形式包括 *R501X* 或 *2282del4* 的杂合子，与刺激性 HE 合并过敏性 CHE 有关[41]。②杂合子 *S2889X* 突变在印度 HE 患者中很常见[42]。③ *FLG* 无义突变与特应性 HE（< 12 个月）显著相关[40]。可见 *FLG* 基因突变与 HE 的发病有关。当然，并不是所有的 HE 都与 *FLG* 基因突变相关，因为部分 HE 患者不管是否有 *FLG* 基因突变，其基础屏障功能基本相似[43-44]。但 AD 患者中有 *FLG* 基因突变者发生 HE 的风险较高[45-46]，且 HE 病情多较为严重[47]；而没有 AD 的患者中有 *FLG* 基因突变者发生 HE 的风险并没有显著增加[48-49]。所以，*FLG* 基因突变可能是特应性 HE 的重要

遗传因素，与特应性 HE 的严重程度相关。其他亚型 HE 与 *FLG* 基因突变的关系有待进一步研究。

在 AD 患者中，微生物菌群失调与 AD 严重程度、SA 的定植增加相关[50]。已经发现，HE 患者皮损 SA 定植率高于非皮损区。Nørreslet 等[51] 对皮损进行连续 7 天的取材和细菌培养，研究结果发现，至少有 54% 的 HE 患者一次 SA 培养阳性，SA 菌落数与 HE 的严重程度正相关；另外，有 AD 的 HE 患者手上的 SA 菌落数比无 AD 病史的 HE 患者高。*FLG* 基因突变被认为有利于 SA 在 AD 患者皮损中定植[52]，但是否有利于在特应性 HE 患者皮损中定植还需进一步研究。

（陈蔓蔓　叶兴东）

第2章
手部湿疹的概念

一、皮炎与湿疹

皮炎（dermatitis）是一种皮肤炎症的临床和组织病理学炎症模式的总称，也常用于表述病因清楚的湿疹，如接触性皮炎、脂溢性皮炎、特应性皮炎等。

湿疹（eczema）是由内外因素引起的瘙痒性、炎症性皮肤病，典型表现为剧烈瘙痒、分布对称、病情易慢性迁延且反复和急性期皮损明显渗出四个特点。

临床工作中，湿疹也常常被称为皮炎，湿疹和皮炎是同义词。这两个术语交替使用来描述针对表皮和真皮的特定类型的皮肤炎症性疾病。临床上湿疹/皮炎是一种多形性皮疹，可观察到的主要病变包括红斑、丘疹和水疱。继发性病变包括渗出、结痂、鳞屑、苔藓化、角化过度和裂隙。瘙痒常见于所有类型的湿疹/皮炎。组织病理学改变可见表皮角化过度伴角化不全，湿疹的急性期可见细胞间水肿和海绵状变性，慢性期湿疹可见棘层增生，以及真皮中上部的血管周围淋巴细胞为主的炎症细胞浸润（具体请详见"湿疹皮炎与皮肤过敏反应诊疗系列丛书"的其他分册）。

二、湿疹的分类

湿疹分类尚未统一，《国际疾病分类（第11版）》（ICD-11）将湿疹分为外源性湿疹、内源性湿疹及未分类湿疹三类[53]，其中，外源性湿疹（exogenous eczema）包括：过敏性接触性湿疹（allergic contact eczema）、癣菌疹（dermatophytide）、多形日光疹性湿疹（eczematous polymorphic light eruption）、感染性湿疹（infective dermatitis）、刺激性湿疹（irritant eczema）、光敏性接触性湿疹（photoallergic contact eczema）、外伤后湿疹（post-traumatic eczema）等。内源性湿疹（endogenous eczema）包括：乏脂性湿疹（asteatotic eczema）/冬季皮炎、异位性湿疹（atopic eczema）、慢性浅表脱屑性皮炎（chronic superficial scaly dermatitis）/斑片状副银屑病、眼睑湿疹（eyelid eczema）、手部湿疹（hand eczema）、青少年趾部皮肤病（juvenile plantar dermatosis）、钱币状湿疹（nummular dermatitis）、白色糠疹（pityriasis alba）、代谢性湿疹或系统疾病相关性湿疹（metabolic eczema or eczema associated with systemic disease）、脂溢性湿疹（seborrhoeic eczema）、静脉性湿疹（venous eczema）等。国内学者还有按照部位分类为阴囊湿疹（eczema of scrotum）、耳部湿疹、乳头湿疹、肛周湿疹等。总之，国内外对湿疹的分类没有统一（具体请详见"湿疹皮炎与皮肤过敏反应诊疗系列丛书"的其他分册）。

三、手部湿疹

手部湿疹（hand eczema，HE）通常是指原发于手部的湿疹，表现为手部红斑、丘疹、水疱，甚至大疱、糜烂、脱屑、皲裂，患者自觉症状为手部瘙痒、紧缩、疼痛等，影响患者的生活质量。由于患者的手部外观、动作灵活性受影响，HE甚至影响社交功能[54]，因此HE是一种常见且令人痛苦的疾病。有报道，皮肤科门诊中有30%的患者与HE有关，接触性皮炎门诊中有25%为HE患者[55]。

HE分类尚未统一，但不同形态HE的临床分类实质上有着同一病因，而同一病因可能有不同临床形态。如变应性HE可以表现为水疱大疱，也可以表现为角化过度等。急性HE是指病程≤3个月或1年内发作≤1次的湿疹；多数为短期内接触致病因素导致发病，皮损主要表现为红斑、肿胀、丘疹、水疱、糜烂、渗出等改变，可伴有明显瘙痒或疼痛。慢性HE

则通常每年发作 ≥ 2 次，或每次持续超过 3 个月[30]。有关 HE 分类的详细内容见本书第 4 章。

第 2 节　手部湿疹的中医概念

一、中医对湿疹认识

中医对皮肤病病因的认识是从整体观念出发的，不仅注意到外感六淫、虫毒、疫疠侵袭等，而且重视内因七情以及饮食、劳倦等致病因素，并且注意到内因和外因的相互影响。中医的六淫指风、寒、暑、湿、燥、火，这些原本是自然界六种气候变化，简称"六气"；当这些气候急剧变化超过人体调节能力或承受能力时，即成为"六邪"，邪气导致人体疾病。手部湿疹是发生于手部的瘙痒炎症性疾病，中医称之为湿疮，古今医家均认为其发病原因复杂，内、外因兼有。内因主要与体质、情志、腑脏功能失调有关；外因主要与外感风、湿、热邪及饮食不当相关。风为百病之始，风、湿、热三者相悖导致湿疹。湿疹的病因病机可归纳为以下四个方面。

二、病因病机

（一）外邪袭表

腠理素虚，加之经常涉水浸湿，湿性粘滞聚于肌腠，影响卫气宣发，营卫失和，血行不畅，外卫不固，易受风热之邪入侵，湿与风、热三邪互相搏结，充于肌腠，浸淫肌肤，发为湿疹。

（二）湿热内蕴

素体阳盛，嗜食炙膊厚味、酒、烟、浓茶、辛辣之品，脾胃受伐，运化失常，水湿内停，郁久化热，湿热互结壅于肌肤，影响气血运行，内湿蓄积停滞肌肤而发湿疹。如急性手部湿疹经过亚急性阶段后容易慢性迁延难愈。

13

（三）血燥风胜

向为血热之躯，因七情过度，致心火炽盛，内扰心营，暗耗心血，血虚风胜，交织于肌肤，致肌腠失荣，疮疹叠起。"燥胜则干"，故燥邪引起的皮肤病的症状表现为皮肤干燥、枯皱皲裂，如手部皲裂性湿疹、手部角化过度增生型湿疹等。

（四）脾虚湿阻

脾胃素虚，或因饮食失节，戕伤脾胃，致脾失健运，津液不布，水湿蓄积，停滞于内，浸淫肌肤，而发湿疹。

针对手部湿疹可以通过辨证施治，结合患者个体情况采用祛风止痒、祛湿止痒、燥湿止痒、健脾利湿止痒等治则去治疗。

（钟金宝　叶兴东）

第3章
手部湿疹的病因

手部湿疹（HE）的病因复杂，大多数情况下病因不清楚。HE 的病因大体上分为外因和内因两个方面。

第1节　手部湿疹的外因

一、接触理化刺激性物质

部分 HE 患者有长期接触某种或多种理化刺激性物质，或者频繁接触某些化学物质，如强酸、强碱残留物，以及过度接触肥皂、清洁剂、溶剂等化学物质等[53]。Symanzik 等的荟萃分析发现了盐酸胱氨酸、聚乙烯吡咯酮（PVP）、PVP 共聚物、硫酸利尿钠（SLES）、可卡咪 D（cocamide DEA）、可卡米多丙贝他因（CAPB）等对皮肤的毒性证据[56]。

二、接触变应原

某些 HE 患者因为多次接触致敏性化学物质、半抗原或全抗原而致病。

（一）免疫原与免疫原性

免疫原（immunogen）是指能使机体产生体液免疫应答和细胞免疫应答的物质，因而免疫原可以诱发特异性免疫反应显示其免疫原性（immunogenicity）。

（二）抗原与变应原

能和免疫应答产物相结合的物质称为抗原（antigen）。抗原分子能够和抗体等免疫应答产物起反应的特征称为抗原性（antigenicity）。抗原又称为变应原（allergen）或者免疫原。在适应性免疫中，这三个词可以混用，但对于固有免疫而言，不存在抗原-抗体一对一的关系，更强调是免疫原。

HE变应原包括橡胶添加剂、重铬酸钾、硫酸镍、白降汞、氯化钴、芳香混合物、甲醛、对苯二胺染发剂等迟发型超敏反应（Ⅳ型）变应原，以及摄入海鲜、药物和蛋白质接触等速发型超敏反应（Ⅰ型）变应原[53, 57]。

除了直接接触的变应原外，还有系统性接触性变应原，包括：①金属，如镍、汞、铬、锌、铜、金；②植入物，如骨科植入物、人工关节、义齿、正畸线、宫腔内植入物、血管内装置等；③药物，如类固醇、丁卡因、抗组胺药，以及其他类别，如夫西地酸、曲马多、乙醇、外用含依地酸二钠喷剂等；④植物，如漆树科秘鲁香脂（食品添加剂）、腰果、洋甘菊等菊科植物、月桂叶、莴苣、草药等[58]。对于病程超过3个月或者复发的患者，建议做斑贴试验，寻找可能的接触变应原[59]。

（三）超抗原（superantigen，SAg）

普通蛋白质抗原可激活机体肿瘤T细胞库中1/1 000 000～1/10 000的T细胞克隆。然而，某些抗原物质只需要极低浓度（1～10 ng/ml）即可非特异性激活2%～20%之多的T细胞克隆，产生极强的免疫应答，这类抗原称为超抗原（SAg）。手部可能由于局部感染金黄色葡萄球菌，SAg释放，导致急性渗出性HE。

三、蛋白质接触性因素

直接接触蛋白质抗原通常见于食品加工业从业人员，而经常垂钓、养宠物、屠宰从业人员等接触异种蛋白质者也容易出现蛋白质接触性过敏，在接触部位迅速发生荨麻疹，继而因搔抓出现湿疹样皮损。其发病机制为特异性IgE介导的Ⅰ型超敏反应，相当一部分患者合并特应性体质[60]。皮肤点刺试验和血清特异性IgE检测有助于明确诊断。

四、感染性因素

儿童指端湿疹患者常因甲周倒刺处理不当，局部细菌感染（例如手部伤口细菌感染后），SAg 释放，导致局部水疱、糜烂、渗液。现有研究已经表明，金黄色葡萄球菌（SA）定植与特应性皮炎（AD）的急性发作和病情加重显著相关。Nørreslet 等以健康者（50 例）为对照，对 HE 患者（50 例）1 周内金黄色葡萄球菌定植情况及其与 HE 严重程度、HE 亚型、AD 和鼻腔金黄色葡萄球菌定植的关系进行了研究。采样包括来自病变皮肤（仅患者）、非病变皮肤（手背）的细菌拭子，并对鼻腔在第 1、3、5 和 8 天取样进行金黄色葡萄球菌培养。对患者人口学资料、AD 和 HE 亚型、FLG 基因突变和 HE 严重程度进行分析发现，54% 的 HE 患者手上有 SA 定植，而健康对照者仅有 2%；在鼻腔，72% 的 HE 患者和 22% 的健康对照者发现 SA 定植（$P < 0.01$）；并且发现 HE 患者手上的 SA 定植与特应性 HE 亚型和 HE 严重程度相关[61]。

五、自体敏感性手部湿疹

HE 患者常有其他部位或全身性急性过敏状态，同形反应导致双手掌指弥漫性水疱，伴剧烈瘙痒，例如足癣患者的皮肤癣菌疹、接触性皮炎患者 HE 样皮损等[56]。

第 2 节　手部湿疹的内因

一、免疫异常

AD 患者常伴有 HE。Grohagen 对 2927 名包括 AD 在内的过敏性疾病患者进行出生队列研究结果提示，16 岁时 5.2%（152 人）的青少年有 HE。HE 患者中有 AD、哮喘和（或）鼻炎病史的各占 73% 和 54.6%；有 AD 病史的儿童患 HE 的风险是对照组的 3 倍；而持续和重度 AD 患者 HE 发生率更是各达到对照组的 6 倍和 5 倍之多，儿童 AD 与青少年 HE 之间存在密切联系[62]。

二、特发性因素

HE 患者无明显免疫异常的病史，也无明显的发病诱因，如盘状 HE、角化过度性 HE。这些患者不排除神经、精神因素。精神紧张、过度焦虑可能加重病情。

三、神经和精神因素

慢性 HE、部分水疱大疱性 HE 伴有多汗者往往有神经和精神因素加重病情，部分盘状湿疹、好发于手部背侧的慢性湿疹也可受神经、精神因素影响。

四、出汗不良

部分慢性复发性水疱大疱性 HE 患者伴有多汗症状，但目前认为这与出汗不良无实质关系。

五、其他

Huang 等[63]采用自我报告的方式，调查了广州市某三甲医院医护人员 HE 发生率及危险因素，发出问卷 740 人份，有 521 人（70.4%）做出回应，HE 的患病率为 9.6%（95% CI：7.1% ～ 12.1%），其中护士为 10.8%，医生为 6.9%。根据多变量逻辑回归分析，过度接触染发剂的人群患 HE 的风险是对照组的 3.9 倍（OR 值为 3.9，95% CI：1.1 ～ 13.5），HE 患者食物过敏的风险是没有 HE 者的 3 倍（OR 值为 3.0，95% CI：1.3 ～ 6.9）。每天洗手 50 次以上的人患 HE 的概率是每天洗手少于 10 次的人的 4.9 倍（95% CI：1.0 ～ 22.8）。

（戴向农　叶嘉琪　叶兴东）

第4章
手部湿疹的分类

第1节　按病因分类

湿疹和皮炎是同义词。这两个术语交替使用来描述针对表皮的特定类型的皮肤炎症性疾病。临床上，湿疹/皮炎是一种多形性皮疹，可观察到的主要病变包括红斑、丘疹和水疱。继发性病变包括渗出、结痂、鳞屑、苔藓化、角化过度和裂隙。瘙痒常见于所有类型的湿疹/皮炎。组织病理学改变可见表皮角化过度伴角化不全，细胞间海绵样水肿，慢性湿疹可见棘层增生，以及真皮血管周围淋巴细胞为主的炎症细胞浸润。

手部湿疹（HE）临床表现复杂多样，主观症状可有瘙痒、疼痛。皮损形态可以表现为红斑、丘疹、水疱、鳞屑、角化过度、皲裂等多形性。需要指出的是，HE 的分类没有统一标准，依据病因和皮损形态，同一临床表现可以有不同的分类。因此，HE 临床分类不是排他性的。既往根据形态学可将 HE 分为复发性水疱性 HE（汗疱疹）、角化过度性 HE、慢性指尖/指腹皮炎、钱币状 HE、皲裂型 HE 等。但 HE 不同时期临床表现差异较大，且不同病因导致的 HE 缺乏显著的特征，因此不建议仅按形态学特征分类[30]。按病因分类将 HE 分为内源性 HE、外源性 HE 和混合型 HE 三类[64]。

一、内源性手部湿疹

内源性 HE 源于患者的体质倾向，是对外部刺激、自身抗原的过度反应，是表皮屏障缺陷的结果，同时受到神经、精神、内分泌及情绪因素的影响。内源性 HE 也可能是接触性致敏的人通过食物或其他途径吸收变应原后产生的全身性反应（即系统性接触性皮炎综合征）在手部的表现，可以表现为汗疱疹样发疹。这类 HE 没有明显的外部原因，也可能受遗传因素影响[65]。

（一）特应性手部湿疹

特应性 HE 指 HE 是特应性皮炎（AD）的表现之一或首发表现。患者通常有哮喘、花粉症或"儿童湿疹"（儿童 AD）病史。吸入或食物变应原皮肤点刺试验和血清特异性 IgE 检测并不能反映实际情况，如部分患者血清总 IgE 水平不高，皮肤点刺试验也可能受试验因素和条件影响而没有阳性表现，因而诊断价值有限。由于皮肤的屏障功能受损，患者易患刺激性接触性皮炎（图 4-1 和 4-2）。

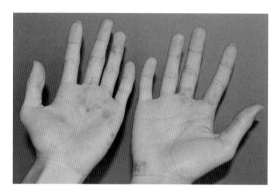

图 4-1　特应性手部湿疹
（掌指脱屑、水疱）

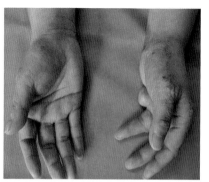

图 4-2　特应性手部湿疹（双手拇指桡侧对称性脱屑，苔藓化）

（二）汗疱疹

临床上，汗疱疹表现为反复发作的水疱，特征性表现是手掌、手指两侧有孤立的水疱，并伴有不同程度的红斑和严重瘙痒，每次发作的病程持续 2～3 周，随后水疱干涸并出现脱屑，最后恢复正常（图 4-3）。复发诱因包括精神压力、系统性接触性皮炎、尘螨或真菌感染等，也有人主张其与 AD、镍过敏有关。组织学和电

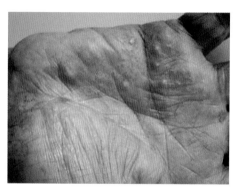

图 4-3　右手汗疱疹

子显微镜研究表明，该病没有汗腺受累，因此尽量避免将其称为"出汗不良"性湿疹，否则概念容易被混淆。

（三）角化过度性手部湿疹

临床上，这种类型湿疹多见于中老年人，女性多于男性，表现为手掌、指腹角化过度，无水疱或脓疱，病史中未发现可疑变应原的暴露。典型表现为手掌中部界限清楚的角化过度性斑块或者皲裂，缺少水疱（图4-4）。致病因素尚不清楚，绝经期女性患病可能与雌激素水平下降有关。补充雌激素被认为可以预防绝经后女性皮肤胶原蛋白的减少，局部和全身雌激素治疗可增加皮肤胶原蛋白含量，从而保持皮肤厚度。此外，雌激素可通过增加皮肤中的酸性黏多糖和透明质酸来维持水分，并可维持角质层屏障功能[66]。

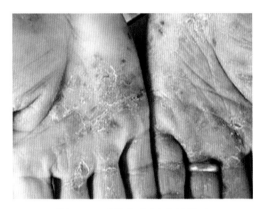

图4-4　手掌角化过度性湿疹

二、外源性手部湿疹

（一）刺激性接触性手部湿疹

长时间反复暴露于不良刺激物（如强酸、强碱、化工原料、某些有毒物质）可以引起皮肤炎症反应，导致皮肤屏障损伤并因此对接触变应原更加敏感。大多数患者有在潮湿的工作环境接触"湿"（接触肥皂或溶剂）或长期使用不透气手套的病史。目前没有针对刺激原的检测手段，诊断通常根据斑贴试验结果来排除接触过敏的原因（图4-5）。

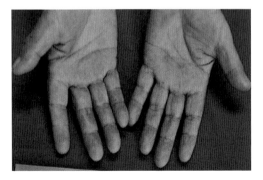

图4-5　双手刺激性接触性手部湿疹，表现为指腹干燥脱屑（斑贴试验阴性）

（二）变应性接触性手部湿疹

变应性接触性 HE 又称过敏性接触性皮炎，是由 T 淋巴细胞介导的迟发型（Ⅳ型）超敏反应所致。常见的接触变应原包括镍（如工具或珠宝）、铬酸盐（如皮革或水泥）、橡胶添加剂（如手套）和防腐剂（如面霜或化妆品）。尽管发生率低，但长期慢性接触变应原（如镍）也可能引发 HE，斑贴试验阳性、可疑接触变应原的长期接触史可明确诊断（图 4-6）。

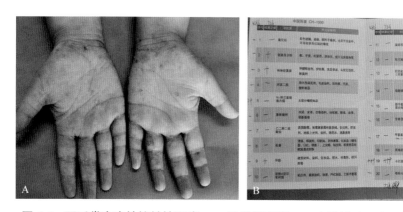

图 4-6　双手掌变应性接触性湿疹。**A.** 手掌部表现；**B.** 斑贴试验：卡巴混合物等阳性

（三）混合型手部湿疹

这种湿疹结合了刺激性接触性 HE、特应性 HE 和变应性接触性 HE 的临床表现特点（图 4-7）。

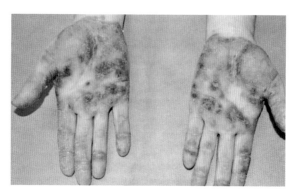

图 4-7　混合型手部湿疹

（四）蛋白质接触性手部湿疹

蛋白质接触性 HE 属于过敏性接触性皮炎的亚型，经常发生在涉及食物行业的患者中。最初，对蛋白质的反应是荨麻疹样表现（接触性荨麻疹），但过度瘙痒进一步发展导致湿疹化，与对特定蛋白质的 IgE 反应有关，通过皮肤点刺试验或血清特异性 IgE 检测协助诊断（图 4-8）。乳胶过敏也是一种相关的现象。

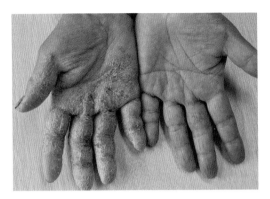

图 4-8　右手蛋白质接触性手部湿疹

三、未分类手部湿疹

这种类型 HE 的体内外病因不明，患者没有特应体质，也没有明确的变应原接触史。其可能与神经、精神因素有关，部分患者手背瘙痒、皮损苔藓化可能是神经性皮炎或渗出型神经性皮炎。

第 2 节　按形态特征和临床表现分类

HE 皮损形态多样，同一解剖位，病程在不同阶段也可以有不同的皮损形态，因此传统的形态学分类对临床的指导意义不大。但我们认为根据主要皮损形态特征将 HE 分为水疱大疱性 HE（或渗出性 HE）和角化过度性 HE，对临床选择治疗方案有一定指导意义。

一、水疱大疱性手部湿疹（blister & bullous HE）或渗出性手部湿疹（exudative HE）

这种类型的 HE 在发病初期表现为明显的瘙痒、蜂窝状水疱，水疱不突出皮面或稍微高出皮面，疱壁厚，可挤压出淡黄色组织液，部分患者局部出汗多。这种类型的 HE 按照不同临床表现，可以细分为多种临床亚型。

（一）复发性水疱性手部湿疹

复发性水疱性 HE 的典型表现是手掌反复发作的水疱或大疱，皮损分布于手掌、指腹、手指两侧，称为大疱性湿疹（这些患者通常也有脚底水疱疹）。由于发病与汗腺无关，用"出汗不良性湿疹"这个名词不恰当。尽管该类型湿疹原因不明，但接触性过敏反应或特应性 HE 也可能表现为相同的水疱疹。在这种情况下，应尽可能进行病因分类。

（二）急性红斑丘疹性手部湿疹

急性红斑丘疹性 HE 表现为手掌、手指的红斑、丘疹，伴有不同程度的瘙痒，好发于手掌、尺侧掌缘等部位。

（三）汗疱疹

这种 HE 患者可以伴有手部多汗，既往认为与出汗不良、局部汗液刺激有关，但最新研究发现汗疱疹与出汗无关，目前也倾向于认为汗疱疹就是复发性水疱性 HE。

（四）盘状湿疹

典型者表现为手背的圆形硬币大小的红斑鳞屑性斑块，这可能是刺激性或过敏性接触性皮炎或特应性皮炎的表现，但通常病因不明（图 4-9 和 4-10）。

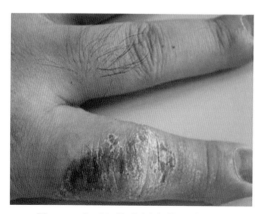

图 4-9　左手示指背侧盘状湿疹

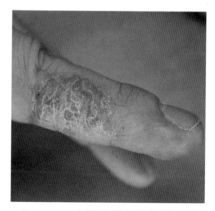

图 4-10　左手示指中节盘状湿疹

二、角化过度性手部湿疹（hyperkeratotic hand eczema，HHE）

这种类型的湿疹首发症状是皮肤局限性或散在性角质层增厚、粗糙，呈小片状或盘状，逐渐出现皲裂，患者可以有不同程度的瘙痒、疼痛、干燥、紧缩感。依据不同病因，发病可以开始于指腹，也可以开始于掌面，但自始至终无水疱或大疱。这种类型的HE按照不同临床表现，可以细分为多种临床亚型。

HHE表现为掌面边界清楚、显著鳞屑增厚或角化过度，可伴有疼痛性裂隙，通常无水疱（图4-11）。有时容易与银屑病混淆，但没有银屑病的皮肤红斑、银白色鳞屑和特征性甲改变的临床表现。中老年人和男性更为常见。原因不明。Politiek等[67]对7例严重的HHE患者皮损、皮损周围皮肤以及2名正常对照者手部皮肤就掌跖角皮症相关的135个基因进行了突变研究，免疫荧光检查结果发现：与皮损周围及正常皮肤相比，皮损处K9、K14表达下调，K5、K6、K16、K17表达上调，同时发现内披蛋白上调，兜甲蛋白也异常表现为胞外染色模式，患处、患处周围以及正常对照者FLG则未见差异及单基因突变。可见，HHE作为一种HE分类是否合适，还有争论。

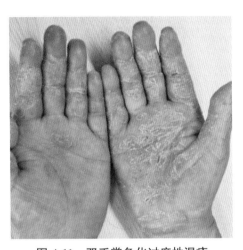

图4-11　双手掌角化过度性湿疹

（一）慢性指腹皮炎

该病的特征是指尖干燥、皲裂、脱屑，偶尔出现水疱（图4-12）。部分原因是接触过敏。尽管症状轻微，但给从事文秘工作的患者可带来不小的困扰。该类型HE原因不明。

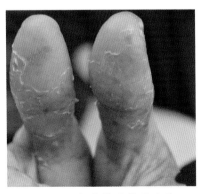

图4-12　拇指指尖指腹皮炎

（二）皲裂性手部湿疹

该类型手部湿疹可以发生于指端，也可以累及掌面。表现为指腹轻度皲裂、疼痛，活动时加重，没有水疱（图4-13）。无论病因如何，这种HE病程迁延，多转为慢性HE。

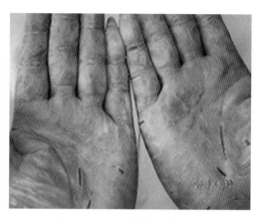

图4-13　双手掌皲裂性湿疹

（三）盘状角化过度性湿疹

该类型HE表现为手掌、示指、拇指表面的圆形硬币大小的盘状斑块，尤其以大鱼际最为显著，伴瘙痒，严重者有皲裂和疼痛（图4-14和4-15）。它可能是刺激性或过敏性接触性皮炎或特应性皮炎的表现，但通常病因不明。

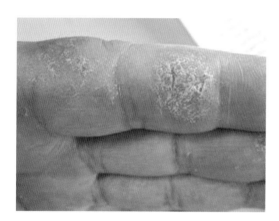

图4-14　左手示指中节盘状角化过度性湿疹

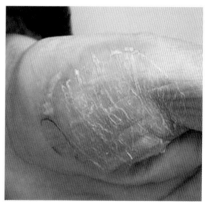

图4-15　左手大鱼际盘状角化过度性湿疹

（四）未分类慢性手部湿疹

这类患者的HE未能确定可按病因进行分类，且患者最初的致病因素往往不清楚。

第3节　按病程分类

在 HE 急性期，大多数情况下都会出现手部皮肤红斑、红肿，甚至水疱、渗出。红斑代表炎症，在急性 HE 中表现明显。症状有自觉烧灼和不同程度的瘙痒。慢性 HE 指持续 3 个月及以上或每年复发 2 次或以上的 HE，大多数情况下都会发现结痂和裂缝。角化过度见于慢性刺激性 HE 和过敏性 HE，但也见于内源性角化过度性 HE 和其他慢性 HE。

一、急性手部湿疹

急性 HE 是指病程不超过 3 个月，每年发作不超过一次的湿疹[59]。除了刺激性 HE 外，大部分急性 HE 都表现为手部皮肤水疱、炎症性红斑、水肿等。多数患者有不同程度的瘙痒。前文中已介绍，HE 按病因和形态特征分类亚型均可以出现急性发病阶段，即急性 HE（图 4-16 和 4-17），如外源性 HE 中的急性变应性接触性 HE、急性汗疱疹、急性刺激性接触性 HE 以及急性蛋白质接触性 HE 等。内源性 HE 虽然多迁延为慢性 HE，但也可以亚急性发作，或表现为急性湿疹，如特应性 HE 因为感染、过度搔抓而表现为急性湿疹，角化过度性 HE 偶尔也因为合并外源性因素而出现急性发作，甚至出现水疱。

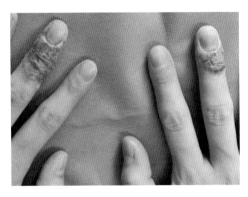

图 4-16　手指外伤后急性湿疹

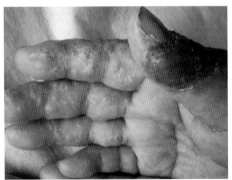

图 4-17　右手掌急性湿疹

二、慢性手部湿疹

慢性 HE 是指发生在手部、持续时间超过 3 个月的湿疹，或在坚持并充分治疗获得改善的情况下，每年至少发生 2 次的 HE。绝大多数患者表现为反复发作的手掌、手背、手腕等处丘疹、蜂窝状水疱、大疱、脱屑、皲裂等，部分患者还有手掌皮肤显著的角化过度[68]。除了病因清楚的急性接触性皮炎外，其他急性湿疹以及内源性 HE 大多迁延不愈，可以发展为慢性 HE。不同形态、不同病因的慢性 HE 的临床表现在前文已有介绍，在此不再赘述（图 4-18 和 4-19）。

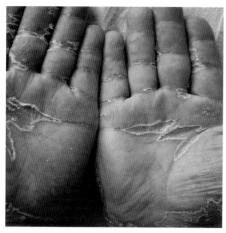

图 4-18　双手慢性角化过度性湿疹

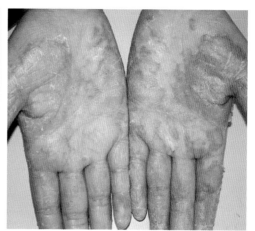

图 4-19　双手掌面慢性湿疹

（张怡　戴向农　叶兴东）

第5章
手部湿疹的流行病学

手部湿疹（hand eczema，HE）是一种常见的慢性疾病，会给患者的生活质量带来显著的、长期的负面影响，并会造成患者的社会经济负担加重。HE 被定义为手部和（或）手腕处的湿疹 / 皮炎。急性 HE 指持续时间不超过 3 个月，每年复发不超过 1 次；慢性 HE 指持续 3 个月及以上或每年复发 2 次或以上的湿疹 / 皮炎[69]。HE 急性期主要表现为手部斑疹、丘疹、水疱和水肿，而慢性期主要表现为角化过度和裂隙。主观症状包括瘙痒、灼热感、疼痛、睡眠障碍和情绪障碍。特应性皮炎个人史及家族史、每天洗手超过 20 次和女性被认为是发生 HE 的独立危险因素。吸烟与手部湿疹也密切相关[70]。

第 1 节　普通人群

HE 在普通人群的发病率随年龄、性别、特应性体质、职业、地区和国家不同而不同。据报道，1996 年 HE 在瑞典普通人群中的 1 年患病率为9.7%，其中 12 ～ 16 岁儿童的 1 年患病率为 7.3%，16 ～ 19 岁儿童的 1 年患病率为 10.0%。根据对瑞典 1964—2007 年进行的研究进行回顾，HE 的时点患病率约为 4%，1 年患病率接近 10%，终生患病率为 15%。女性发病率高于男性（9.6% vs. 4.0%）。HE 高发病率与女性、接触性过敏、过敏性皮炎和潮湿环境有关。HE 的发病较早，大约 1/3 的病例发生在 20 岁之前。儿童期有中度和重度特应性皮炎病史者其成人期 HE 的患病率分别为25% 和 41%[59]。

HE 是一种慢性、复发性疾病，平均发病年龄在 21 ～ 27 岁。Quaade

等总结了 1964—2019 年进行的 66 项研究，包括 55 万多人，综合估计一般人群中 HE 的时点患病率、1 年患病率和终生患病率分别为 4.0%、9.1% 和 14.5%，HE 的总发病率为每年 7.3/1000 人，其中女性的发病率是男性的 1.5 ～ 2 倍[71]。Auger 对来自 9 个欧洲国家的 HE 患者的横断面研究发现，29% 的 HE 患者伴有足部湿疹，其中角化过度性 HE 患者中足部湿疹的发生率最高[69]。根据斯堪的纳维亚半岛基于人口的自我报告调查问卷数据，HE 的发病率为每年（5.5 ～ 8.8）/1000 人。有趣的是，来自瑞典基于人口的出生队列（包括 16 岁青少年）的自我报告数据显示，HE 的发病率为每年 5.7/1000 人[69]，这几乎与未成年人的相同，说明该病发病较早。与男性相比，HE 在女性中的发病率更高（自我报告 HE 的粗发病率分别为 7.1/1000 人和 4.0/1000 人），但 30 岁后这种差异不再存在。关于患病率，1996 年瑞典基于人口的数据显示，HE 的 1 年患病率为 9.7%；最近的挪威研究报告，HE 的终生患病率为 11.3%。这些发病率和患病率主要基于斯堪的那维亚半岛研究和从问卷中获得的自我报告数据。北欧职业皮肤问卷（NOSQ-2002）由斯堪的纳维亚工作组于 2002 年编制，为 HE 的自我报告数据创建了简单问题，这些问题的适用性已在多个研究中得到验证。但多项研究认为，HE 的自我报告患病率可能大大低估了真实患病率。他们认为，自我报告的 HE 患病率可能无法反映 HE 患者寻求医疗服务的比例。在英国的一项研究中，基于初级保健中的计算机衍生诊断，成人 HE 的 1 年患病率低于 1%。之后的数据可能因编码不准确而导致结果被低估，这与人口研究中发现的患病率存在较大的差异。以前的研究报告称，在过去的一年中 67% 的自我报告患者咨询了全科医生，44% 的患者咨询了皮肤科医生，1/3 的患者没有寻求任何治疗。可能的解释是，HE 被认为是轻度的，患者不知道治疗方案或更喜欢替代疗法，或者不认为湿疹是一种疾病，而是"工作的一部分"。另一个担忧是，HE 有时可能没有得到准确的诊断，或者可能因为所谓不重要而被忽视。我们建议在医生、工作场所或普通人群中开展活动来提高人们对 HE 的认识，以引起人们对该疾病负面后果的关注。

第 2 节 特殊职业人群

职业性接触性皮炎占所有职业性皮肤病病例的 95%，而刺激性接触性皮炎占职业性接触性皮炎病例的 80% ～ 90%[72]。职业性 HE 可定义为由于工作场所接触而引起或加重的手部接触性皮炎，最常影响那些从事"湿作业"（wet work）的人。"湿作业"是指每天双手与水接触 2 h 或以上，每天洗手 20 次或以上，每天使用消毒剂 20 次或以上，或每天戴手套 2 h 或以上的工作[73]。一项以挪威人群为基础的研究显示，HE 的患病率为 11.3%，超过 1/3 与工作有关，其中最常见的职业为理发师、厨师、清洁工人、医护人员、酒店 / 餐厅服务员、建筑工人、粮食生产工人、维修工人、儿童保育员、手工艺人等[5]。其中，清洁工人 HE 的发病率为 10% ～ 28%，医护人员为 15.9%，服务员为 15.4%[74-75]。2019 年由于新型冠状病毒肺炎（COVID-19）的暴发，HE 的发病率有所增加，并与手护理次数的增加有关，尤其是在卫生保健工作者，HE 发病率在 12% ～ 65%。土耳其一项比较在 COVID-19 相关科室和非 COVID-19 科室工作的医护人员的研究发现，HE 在医护人员中的发病率为 29.9%，COVID 组的 HE 发病率（48.3%）比非 COVID 组（12.7%）更高[76]。

第 3 节 特应性皮炎人群

特应性皮炎已被确定为 HE 最重要的危险因素，尤其是在儿童。特应性皮炎与临床确诊的轻度、中度和重度 HE 患者的合并率分别为 53.4%、29.1% 和 13.6%。2018 年的一项荟萃分析发现，与对照组相比，特应性皮炎患者 HE 患病率增加了 3 ～ 4 倍；另一项包含 11 项研究共 8592 个患者的荟萃分析中发现，目前或既往患有 HE 和特应性皮炎的成年人的合并率达到 34.4%，其中女性为 36.9%，男性为 30.8%；儿童和青少年的合并率更高，为 79.9%[71]。

（谢志敏 叶兴东）

第6章
手部湿疹的实验室检查

第1节　概　述

　　手部湿疹（HE）的诊断一般不难，除了协助患者寻找可能的病因外，一般无需过多的实验室检查，但出于鉴别诊断的需要，实验室检查有时也是必要的，特别是确定 HE 是否与职业性接触变应原或刺激原有关时，也需要进行必要的检测。如果患者是单侧发病，首选需要进行皮屑真菌检查，以便与手癣鉴别；如果是水疱大疱性 HE，特别是伴有脓疱表现时，应进行组织病理学检查，排除掌跖脓疱病；如果是红斑丘疹性 HE，无明显自觉症状，还需要了解患者性生活史，必要时进行梅毒血清学检测；对于干燥性或角化过度性湿疹，需要与掌跖角化症、可变性红斑角化症、肢端角化性弹性纤维病等鉴别；如果是单个手指湿疹，还需要与连续性肢端皮炎鉴别；HE 累及指甲、甲周时，视情况还需要与扁平苔藓、结缔组织病如皮肌炎、红斑狼疮等进行鉴别；手掌出现鲜红色斑、水疱、脓疱时，还需要考虑嗜酸性粒细胞增多性皮炎等。因此，HE 的实验室检查需要结合患者病史、临床表现、治疗效果、检查目的等综合考虑。本章就围绕以寻找 HE 的变应原为主要目的来简述实验室检查。

第2节　变应原检测试验

　　变应原检测试验可分为体内检测和体外检测。体内检测包括皮肤点刺试验、皮内试验、变应原激发试验、皮肤斑贴试验。体外检测指血清学检验，安全、可靠、不受用药影响，采集一次血清可完成多项变应原检测。

体外检测方法一般是检测血清中总 IgE 抗体和特异性 IgE 抗体。

一、体内检测

（一）皮肤点刺试验

皮肤点刺试验（skin prick test）也称挑刺试验，是目前公认的变应原体内检测方法，能有效地测定过敏性皮肤病的特应性（对一种或多种变应原敏感）。当某种变应原进入对其有速发型过敏反应的患者皮肤时，其皮肤内的肥大细胞脱颗粒并释放会导致局部毛细血管扩张（红斑）、通透性增强（风团、水肿）的活性物质，如组胺等。试验时，变应原点刺液为实验组，组胺为阳性对照组，生理盐水为阴性对照组，采用组胺作为阳性对照计算相应的反应强度［结果评价：皮肤指数（skin index，SI）＝变应原直径/组胺直径］，阳性结果为局部皮肤出现红斑、红晕、风团甚至瘙痒。由于创伤性大，皮肤点刺试验在儿童、老人的变应原检测中一般不适用。

其优点是设备要求低，操作简单，限制因素少，价格低廉，较为安全，灵敏性和特异性较高，假阳性较皮内试验少，且可根据临床需要在使用过程中随意变换各种变应原。其缺点为对工作人员操作技术要求较高，灵敏性较皮内试验低，结果受皮肤状况、药物及主观因素影响较大；此外，尽管该方法是临床上筛查变应原的重要方法之一，但适合的变应原种类较少，难以满足临床变应原检测需求。

（二）皮内试验

皮内试验（intracutaneous test）是指皮内肥大细胞在其表面的特异性 IgE 与变应原结合后会释放组胺等介质，而导致局部出现风团或丘疹等荨麻疹样变态反应。皮肤消毒后，用注射器将 0.01 ～ 0.02 ml 尘螨、花粉、动物皮屑、食物、青霉素或血清等变应原提取液注入皮内，使皮肤形成直径为 2 ～ 3 mm 的皮丘，注射后 15 ～ 25 min 内观察结果。通过皮内试验寻找变应原。避免再次接触是最佳防治手段。但自然界中可引起过敏的物质很多，能被用于皮内试验的变应原种类有限，因此，该方法应用范围相对受限。

（三）变应原激发试验

变应原激发试验（allergen provocation）主要用于Ⅰ型和Ⅳ型超敏反应，它是指在医疗设备监控下，模拟自然发病条件，从相对安全的小剂量开始逐渐增加变应原剂量，观察有无过敏反应的发生，再现过敏反应发生的过程，从而验证引发过敏反应的变应原种类，此法可用于排除皮肤试验中的假阳性反应和假阴性反应。变应原激发试验根据其原理分为特异性激发和非特异性激发试验两种：特异性激发试验直接使用抗原，对明确变应原有一定价值；非特异性激发试验则是让患者吸入雾化后的甲基胆碱或组胺并观察患者对Ⅰ型超敏反应的敏感性，从而对患者病因进行分析，或者对药物疗效进行判定。

变应原激发试验根据患者发病部位的不同，又可以分为结膜激发试验、鼻激发试验和支气管激发试验（bronchial provocation test，BPT）等。《口服食物激发试验标准化流程专家共识》[11]指出，应根据患者的病史及变应原检测结果选择可能致敏的食物。食物的生熟、烹饪方法和混合可能会影响试验结果，因此需要进行试验前评估，并预估严重过敏反应的风险，准备抢救设备及药品。

（四）皮肤斑贴试验

皮肤斑贴试验（skin patch test）是接触性HE的主要实验室诊断方法，是测定机体接触性迟发型超敏反应的一种诊断方法，根据皮肤Ⅳ型超敏反应原理而设定。皮肤斑贴试验也作为化妆品安全性评价以及发生不良反应的诊断依据。皮肤斑贴试验主要用于确定接触性变应原以指导预防和治疗，适用于接触性皮炎、职业性皮炎、湿疹、化妆品皮炎等因接触引起的变态反应性皮肤病。化妆品、外用药物、纺织品、羽毛、皮革、各种金属等可疑致敏物均可用来作为检测物。可疑致敏物若是液体，则用梯度浓度稀释进行斑贴，逐渐提高浓度；对化妆品、外用药物可直接进行斑贴；对纺织品、羽毛、皮革等剪成 0.5 ～ 1.0 cm，用蒸馏水浸湿后进行斑贴。禁用原发性刺激物做斑贴试验；配制试验物与原试验物一致时，浓度要从低到高，以免引起激烈反应而致皮肤坏死；急性皮炎未消退前不宜做斑贴试验；服用激素及其他抗组胺药物期间做斑贴试验可出现假阴性结果。每 2 个试验物之间至少相隔 4 cm 并有阴性对照。妊娠期应尽量避免该检查。斑贴试验的阳性结果只是说明患者对某物质过敏，不能确定该物质与 HE 的关联程度或在多大程度上是 HE 的病因。

经典的斑试器为芬兰小室。芬兰小室为圆形铝制小室，有数种直径大小供选择，临床上通常使用直径 8 mm 的小室。瑞典 Chemotechnique Diagnostics 公司生产的 IQ 小室对斑试器进行了改进，将斑试器材料由铝改为惰性材料，将圆形小室改为方形小室（用方形斑试器出现刺激反应时 4 个角的直角边界更清楚）。这样可减少由于对铝制斑试器过敏造成的假阳性以及更易区分刺激反应与变态反应。采用不同斑试器时，由于存在斑试器材料、加样量、敷贴等因素的不同，斑贴试验结果可能会存在一定差异。目前也有市售标准斑贴试验诊断试剂盒用于临床检测。斑贴试验应选受日常活动影响小、易于敷贴和皮肤吸收较强的部位，通常采用上背部作为斑贴试验部位。

正确判读斑贴试验结果必须鉴别刺激反应与变态反应。对于刺激反应，临床上停用刺激物即可；对于变态反应，应避免再次接触相同抗原，可选用较低致敏性的替代物，还需注意交叉反应的可能性。在结果判读时，变态反应结果的红斑为：隆起性，可触及，边界不清，可扩展至斑试器外，或沿淋巴管扩展呈细红线状；可伴丘疹、水疱；瘙痒明显，皮损持续 4 天或更长，去除斑试器后皮损可进一步加重。而刺激性反应的红斑、水疱表现可以与变态反应完全相同，还可出现脓疱、坏死、紫癜及溃疡，或特征性的表皮细小起皱，红斑边界清，不扩展，少有瘙痒，可有疼痛及烧灼感；皮损在去除斑试器后逐渐减轻，到第 4 天时多已消退。

儿童 HE 患者的病因和相关变应原资料很少。Silverberg 等[77]对北美洲接触性皮炎数据进行了回顾性分析（2000—2016 年），在 1634 名儿科患者中，有 14.5%（237/1634）患有 HE（包括变应性 HE、刺激性 HE、特应性 HE、汗疱疹及接触性荨麻疹）。对他们进行的斑贴试验变应原检测结果显示：过敏性接触性皮炎占 49.4%，特应性皮炎占 37.1%，刺激性接触性皮炎占 16.9%。多因素回归分析显示，不管是原发型 HE，还是其他原因 HE，职业是 HE 唯一的危险因素。而且 HE 儿童患者与非 HE 儿童患者斑贴试验的阳性率相似（56.1% *vs.* 61.7%；$P > 0.05$）。目前最常见的 5 种变应原是镍、甲基异噻唑啉酮、丙二醇、癸基葡萄糖苷和羊毛脂。对前 20 种相关变应原进行的多因素回归分析显示，HE 与接触羊毛脂、季铵盐 -15、菊科混合物、秋兰姆混合物、2- 巯基苯并噻唑和松香的机会显著增高有关，尤其是甲基异噻唑啉酮、卡巴混合物、秋兰姆混合物、镍和甲基氯异噻唑啉酮 / 甲基异噻唑啉酮。

二、体外检测

体外检测方法包括：荧光酶免疫法、免疫印迹法、酶联免疫法（免疫捕获法）等。目前，可体外检测的常见变应原有：尘螨类（屋尘螨、粉尘螨）、动物皮屑类（猫毛皮屑、狗皮屑）、真菌类（交链孢霉、烟曲霉）、树木花粉类（柳树、梧桐）、草花粉类（艾草、豚草）、蟑螂、牛奶、鸡蛋、小麦、大豆、花生、鱼、虾、蟹等。血清总 IgE 是针对各种抗原的 IgE 总和，与遗传有关，并受年龄因素影响。血清总 IgE 水平的高低可反映患者是否为过敏体质，但总 IgE 水平升高也见于寄生虫感染和免疫性疾病等，故不能仅依据总 IgE 水平升高来诊断过敏性疾病，还应该结合临床症状来综合判断。

（刘玉梅）

第 7 章
手部湿疹的临床表现

手部湿疹（HE）容易慢性化，其临床表现可能会随着时间的推移而变化。患者主要症状有手部瘙痒、灼热、麻木感，角化过度性 HE 患者还有手部干燥、紧缩以及疼痛感。特征皮损表现为红斑、水肿和水疱。慢性 HE 表现为浸润、角化过度和裂隙。HE 临床表现分为以下几类。

一、急性红斑丘疹性手部湿疹

这种类型 HE 表现为急性起病，发生于掌面、手指腹侧的红斑、丘疹、斑丘疹。常有明显的瘙痒或灼热感。合并特应性皮炎者通常表现为渗出性损害（图 7-1），偶尔伴有指甲改变。

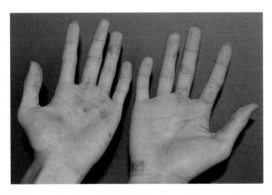

图 7-1　特应性皮炎合并手部湿疹，表现为腕部、掌部以及指关节周围渗出性斑块和丘疹

二、急性水疱大疱性手部湿疹

患者急性起病，常有变应原接触史，或存在系统性疾病，表现为手掌、手指蜂窝状水疱，部分水疱融合为大疱，疱壁紧张（图 7-2 和 7-3）。患者自觉瘙痒、灼热感。斑贴试验常有阳性发现。

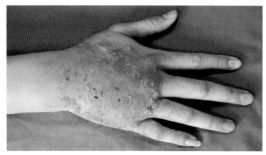
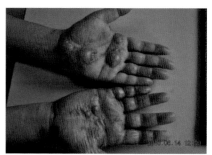

图 7-2　右手背接触性皮炎（可见边界清楚的水肿性斑块，伴有水疱、大疱、丘疹、脱屑）

图 7-3　手掌水疱大疱性湿疹

三、复发性水疱性手部湿疹

这种类型 HE 病因不清，部分存在多汗，表现为手掌瘙痒，淡红色丘疹、丘疱疹甚至水疱、大疱（图 7-4 ～ 7-9）。斑贴试验可以为部分患者明确一些病因。

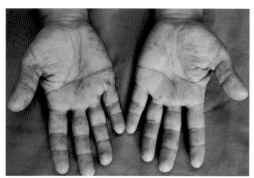
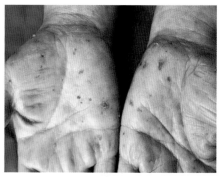

图 7-4　复发性水疱性手部湿疹（表现为掌指丘疹、针尖大小水疱和脱屑）

图 7-5　复发性水疱性湿疹（表现为掌缘蜂窝状针尖大小水疱）

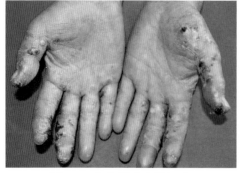
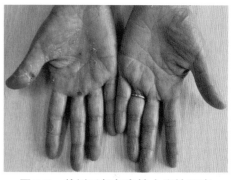

图 7-6　复发性水疱性湿疹

图 7-7　单侧手部复发性水疱性湿疹

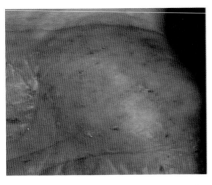
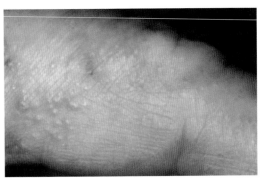

图 7-8　右手掌复发性水疱性手部湿疹　　　图 7-9　左手示指近端复发性水疱性手部湿疹

四、汗疱疹

汗疱疹是影响掌跖皮肤的常见疾病。由于掌跖皮肤富含汗腺，因此有人认为水疱与这些腺体之间存在关系，该病曾经被认为与出汗不良（dyshidrosis）有关。但现在认为该病是一种特殊类型的湿疹，在表皮较厚区域有明显的海绵状组织水肿，甚至水疱，水疱位于表皮内（图 7-10 ～ 7-13）。研究发现，该病患者并没有顶泌汗腺异常，因此用"汗腺发育不良"这个术语形容该病是用词不当[78-79]。基于许多作者对该病这种皮肤状况的最初临床描述的不一致性，Storrs 提出使用术语"急性和复发性水疱性手部皮炎"而不用汗疱疹或出汗不良[80]，但这仍有待于达成共识。汗疱疹有两种临床类型：水疱型和大疱型[73]。水疱型在德语国家称为"Pompholyx"，即汗疱疹；大疱型则称为"cheiropodopompholyx"[81]。

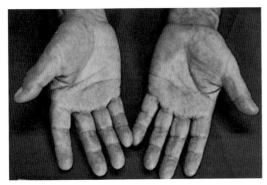
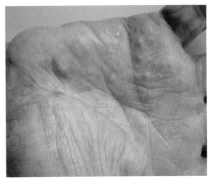

图 7-10　汗疱疹，表现为双手掌面潮湿多汗，掌指掌面深在的丘疹、水疱，斑贴试验呈阴性　　　图 7-11　汗疱疹右手掌尺侧蜂窝状或绿豆大小水疱，疱壁厚不易破

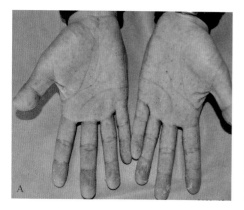
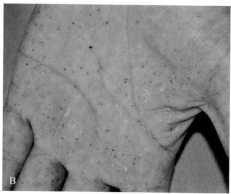

图 7-12　汗疱疹双手指端脱屑，掌指可见多量针尖大小陈旧性水疱（A）及针尖大小炎症后含铁血黄素沉积（B）

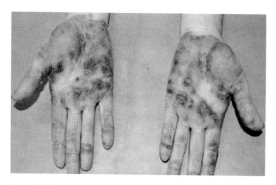

图 7-13　手部亚急性汗疱疹，表现为双手掌、指对称性水疱、脱屑、斑块

五、慢性角化过度性手部湿疹

慢性角化过度性 HE 主要发生在手掌，可延伸至手指掌侧。其特征性表现是在手掌（足跖部也常见）的边界清楚的角化过度性斑块、疼痛性裂隙（图 7-14 ～ 7-16）。Politiek 等的研究认为，尽管角化过度性 HE 作为一种临床亚型被纳入了 HE 的分类，但仍有争议；皮损中丝聚蛋白和内皮蛋白的表达不支持特应性湿疹的发病机制，角蛋白 K6、K16、K17 表达上调，而 K9、K14 表达下调可能与发病有关；由于没有 HE（炎症渗出及水疱性 HE）作为对照，该研究缺乏类似蛋白质的表达研究[67]。角化过度性 HE 多见于中年男性，可见角化过度性斑块边缘上覆鳞屑，可累及手指、掌面；罕见患处皮肤发红，没有水疱。对于该表型纳入 HE 的形态分类，尚未达成共识。

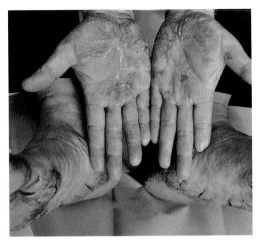

图 7-14 手足角化过度性湿疹，掌面瘙痒、手功能活动受限，表现为双手掌脱屑、边界不规则，局部伴有皲裂

Menné 等认为，包括角化过度性 HE 在内的 HE 所有临床亚型都应该有可区别的病因，例如特应性皮炎（AD）合并 HE 是暴露于刺激物导致的刺激性 HE 以及敏感体质接触致敏原导致的变应性 HE[82]。然而，唯独这种病理生理学上有典型表现的角化过度性 HE 的病因不清，将其归类为湿疹仍受到各方质疑[67]。手掌角化过度也可见于其他疾病，如掌跖脓疱病和掌跖角化病（palmoplantar keratoderma，PPK）。掌跖银屑病与角化过度性 HE 相似，与银屑病的区别在于后者缺乏典型的银白色鳞屑，但临床上区别非常困难。PPK 是手掌和（或）足跖皮肤持续增厚的总称，病因包括遗传和后天形成。关于 PPK 的文献表明，几种角蛋白基因的突变可使细胞骨架减弱，导致掌跖皮肤异常增厚和角化。同样，编码桥粒芯蛋白（desmogleins，Dsg）1 ～ 4、桥粒胶蛋白（desmocollins，DSC）1 ～ 3、桥粒斑蛋白（desmoplakin，DSP）、斑珠蛋白（plakoglobin，PG）、斑菲素蛋白（plakophilins，PKP1 ～ 3）等粘连蛋白的基因突变与手掌角化过度有关。

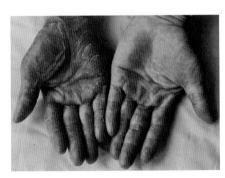

图 7-15 单侧掌面、双侧手指角化过度性湿疹

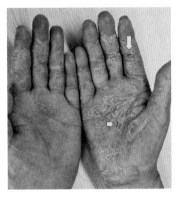

图 7-16 双手角化过度性湿疹伴皲裂（箭头处），皮损呈地图状且边界不规则

六、慢性皲裂性手部湿疹

慢性皲裂性 HE 被认为是干性湿疹，手指侧面和手掌出现鳞屑，可能伴有过度角化区域和裂隙。这种类型通常见于持续数月至数年的 HE（图 7-17 和 7-18）。

七、慢性指腹皮炎

慢性指腹皮炎又被称为指尖角化过度性湿疹，可能出现指甲下的裂隙，尤其是在拇指和中指，可累及所有手指，偶尔可见水疱（图 7-19 和 7-20）。

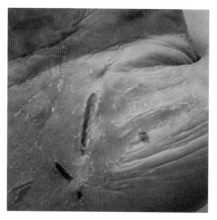

图 7-17 右手掌慢性皲裂性湿疹

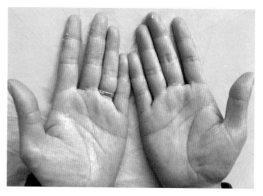

图 7-18 慢性皲裂性 HE，可见双侧拇指不规则脱屑，边缘不规则，病变从指尖向近端延续，脱屑区域皮纹消失

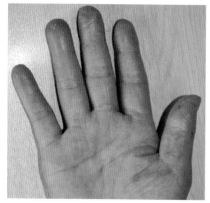

图 7-19 慢性指腹皮炎，主要累及手指腹侧的脱屑，角化过度，皮损边界欠清

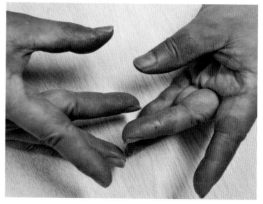

图 7-20 慢性指腹皮炎，可见双侧手指脱屑性斑片

八、盘状湿疹 / 钱币状湿疹

盘状湿疹的定义是圆形（盘状）的湿疹性斑块，主要发生在手背或指背[83]。皮损边界清楚，直径 1 ～ 3 cm。急性期可有水疱和渗出表现，但苔藓化及角化过度更常见。可出现剧烈瘙痒及明显的表皮剥脱（图 7-21 和 7-22）。盘状湿疹常为慢性病程。它可能是刺激性或过敏性接触性皮炎或特应性皮炎的表现，但通常原因不明。指尖盘状湿疹可能与局部外伤如拔倒刺及感染有关。

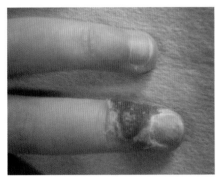 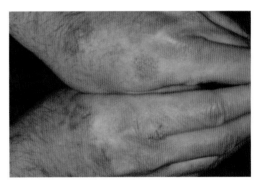

图 7-21　手指末节盘状湿疹，可见局部渗液、糜烂

图 7-22　手背钱币状亚急性湿疹，可见红斑、丘疹、脱屑、轻度皲裂

九、指间湿疹（间擦疹）

该类型湿疹表现为指间隙近端出现红斑和鳞屑，水疱少见（图 7-23），需要与念珠菌皮炎相鉴别。该类型湿疹多见于从事湿作业者，如海洋捕捞工人、餐饮业的洗菜工和洗碗工、家庭主妇等。

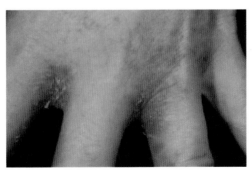

图 7-23　左手指间湿疹，表现为边界尚清的脱屑性红斑、丘疹，常累及 2 ～ 4 指间

43

十、系统性接触性皮炎等其他原因导致的手部湿疹

系统性接触性皮炎是指吸入、摄入或注射某一变应原后发生的皮肤致敏反应，可表现为既往过敏性皮炎、狒狒综合征（baboon syndrome）、汗疱疹、荨麻疹等再发，而水疱大疱性 HE 是全身性变应性皮炎的常见临床表现，同时可伴随头痛、疲劳、关节痛、呕吐／腹泻等全身症状[84]。

系统用药，尤其是系统使用抗生素（如青霉素、头孢菌素和氨基糖苷类）引起的系统性接触性皮炎多与不合理使用药物相关，通常表现为 HE（手背多见），也可以表现为泛发性湿疹[85]。本病也可能由进食某些食物（如菊科类植物）所致[86]。据报道，有部分 HE 患者接种新型冠状病毒疫苗（SARS-CoV-2 Vaccination）后原有症状加重[87]。

（张怡　谢志敏　叶兴东）

第8章
手部湿疹的临床诊断

第1节 临床诊断分类

一、临床诊断分类概述

根据发生于手部，瘙痒剧烈，皮损呈多形性、对称性，急性期有渗出倾向，慢性期苔藓样变等皮损特点，手部湿疹（HE）一般不难诊断。目前国内外主要根据患者病程、皮损形态以及病因等对 HE 进行分类，但尚无统一标准。必要的时候需排除手癣、嗜酸性粒细胞增多性皮炎、掌跖脓疱病等，依据必要的实验室检查，鉴别不难。但 HE 的病因较为复杂，多数情况下，难于确定具体病因，因此，斑贴试验、点刺试验等常被用来协助查找变应原或刺激源。HE 病因分类可概括为接触刺激物导致的刺激性皮炎、接触过敏物质导致的过敏性皮炎以及特应性体质基础上发生的 HE 三大类。我国于 2021 年发布了第一版《中国手部湿疹诊疗专家共识》[30]，推荐按病程长短或病因进行分类。但这种分类方法对临床的指导意义有限，依据形态特征和临床表现将 HE 分为角化过度性（以干燥、皲裂、脱皮为主要表现，极少出现水疱）和水疱大疱性（以经常复发的水疱性湿疹为主要表现）两类，并将未分类 HE 也依据临床表现归入上述两类，对于选择合适治疗方案更有指导意义。

二、根据病程分类诊断

（一）急性 HE

病程 ≤ 3 个月或 1 年内发作 ≤ 1 次，多数为短期内接触因素导致发病，皮损主要表现为红斑、肿胀、丘疹、水疱、糜烂、渗出等改变，可伴有明显瘙痒或疼痛[88]。

（二）慢性 HE

病程 > 3 个月或每年复发 ≥ 2 次，多为内外因素共同引起，皮损表现为皮肤增厚、苔藓样变、角化过度、鳞屑、皲裂等，急性发作时可呈红斑、丘疹、水疱、糜烂、渗出等改变[88]。

三、根据病因分类诊断

临床工作中，明确病因对 HE 的治疗至关重要，因此在诊断时应优先采用病因学分类。主要分为外源性 HE 与内源性 HE。

（一）外源性 HE

外源性 HE 包括刺激性接触性皮炎（irritant contact dermatitis，ICD）、变应性接触性皮炎（allergic contact dermatitis，ACD）、接触性荨麻疹（contact urticaria，CU）/ 蛋白质接触性皮炎（protein contact dermatitis，PCD）

1. 刺激性接触性皮炎（ICD） 因长期反复暴露于刺激物导致皮肤屏障功能受损而引发的 HE。多数患者长期进行湿作业（wet work；指湿手或佩戴密封手套工作时间 > 2 h/d，或用肥皂、洗涤剂等洗手 > 20 次 / 天），病情严重程度与接触物性质、剂量、时间、次数呈正相关。临床上暂无有效方法评估患者对刺激物的反应，诊断主要依靠刺激物接触史，须行斑贴试验以排除变应性接触性皮炎。

2. 变应性接触性皮炎（ACD） 由接触变应原后发生的Ⅳ型超敏反应引起，目前或曾经有变应原接触史，与发病存在明确相关或可疑相关。常见变应原有硫酸镍（金属饰品）、卡巴混合物（橡胶制品、胶水）、重铬酸钾（水泥）、硫柳汞（杀虫剂、抗菌剂）、防腐剂（化妆品）等。斑贴试验结果显示阳性接触变应原者可确诊或怀疑为 ACD。

3. 接触性荨麻疹（CU）/ 蛋白质接触性皮炎（PCD） 临床表现为手部接触蛋白质（食物蛋白、乳胶或生物材料）后，在接触部位迅速发生荨麻疹，继而因搔抓出现湿疹样皮损，多见于食品加工行业从业者，其发病机制为特异性 IgE 介导的 I 型超敏反应，相当一部分患者合并特应性体质。皮肤点刺试验和血清特异性 IgE 检测有助于明确诊断。

（二）内源性 HE

患者有特应性皮炎（AD）病史，或伴有哮喘、花粉症等特应性疾病，无刺激物或变应原接触史。HE 可以为 AD 的重要临床表现，甚至是其唯一临床表现。尽管皮肤点刺试验及血清特异性 IgE 检测常有助于诊断 AD 和哮喘，但这些检查对内源性 HE 的诊断意义不大。内源性 HE 包括特应性 HE（atopic hand eczema，AHE）、内源性水疱性 HE（endogenous vesicular hand eczema）、内源性角化过度性 HE（endogenous hyperkeratotic hand eczema）等。

1. 特应性 HE（AHE）　这类患者有 AD 病史或处于 AD 病情活动期，同时出现 HE 表现——实际上是 AD 的手部表现。

2. 内源性水疱性 HE　也称汗疱疹，特征性表现为手掌尤其手指屈侧缘复发性群集性水疱，常伴有中重度瘙痒，通常于发生水疱 2～3 周后出现脱屑，其后皮损逐渐消退。病因不明，可能与精神因素相关，多见于职业白领等脑力劳动人群。诊断时需排除接触性过敏、接触刺激史及特应性体质。ACD 与 AHE 也可能表现为以水疱为主的皮损，应注意鉴别。

3. 内源性角化过度性 HE　主要表现为手掌及指腹部境界清楚的角化过度及疼痛性裂隙，也常累及跖部，多呈慢性经过，发病过程中不出现脓疱或水疱，病因不明，无刺激物接触史。

4. 混合型 HE　同时具有 ICD、ACD 或 AHE 的特点，临床上以 ACD 并发 ICD 最为常见。

5. 未分类 HE　不符合上述任一种类型的 HE，应继续寻找可能的病因以进行针对性治疗。

四、根据临床形态分类诊断

依据患者皮损形态特征，HE 还可以简单分类为水疱大疱性 HE 和角化过度性 HE 和混合型 HE 三类。水疱大疱性 HE 包括红斑丘疹性 HE、复发性水疱性 HE、汗疱疹、变应性接触性 HE、蛋白质接触性荨麻疹、急性盘状湿疹、急性特应性 HE、间擦疹等。角化过度性 HE 包括大多数刺激性 HE、指腹皮炎、角化过度性手掌湿疹、皲裂性 HE、盘状湿疹等。

五、病情评估

对 HE 进行严重程度评分有助于诊断和治疗。目前国际上常用的对皮损严重程度的评价标准有：手部湿疹严重指数（hand eczema severity index，HECSI）评分[89-90]。HECSI 评分标准较为客观，建议采用。其具体评分标准如下：将每只手分为 5 个区域，即指尖、手指（指尖以外）、手掌、手背及腕部，每个区域按照各种皮损的严重程度（intensity）进行评分，无皮损改变、轻度、中度、重度分别计 0、1、2、3 分。皮损包括 6 种，即红斑（E）、丘疹（I）、水疱（V）、皲裂（F）、鳞屑（S）、水肿（O），每个区域总分为各皮损严重程度评分之和。双手整体病变范围按以下标准评分：未受累记 0 分，受累 1%～25% 计 1 分，26%～50% 计 2 分，51%～75% 计 3 分，76%～100% 计 4 分。总 HECSI 评分为每个区域总分与病变范围评分的乘积之和。HECSI 评分总分范围是 0～360 分，根据该评分可将 HE 分为轻度（0～11 分）、中度（12～27 分）和重度（≥28 分）[90]（详见第 12 章）。

第 2 节 临床诊断分类流程

HE 的临床诊断并不困难，但病因诊断则存在很大挑战，甚至经过多方面检查，除了部分外源性接触性过敏患者可以明确病因外，多数仍然不能确定具体的病因。但临床分类诊断对于指导选择治疗方案有很好的指导作用。参照 Boonstra 分类诊断流程[91]，我们制定了用于指导治疗的 HE 临床诊断分类流程图（图 8-1）。对于临床非特异性表现，未纳入图中的为未分类 HE。将 HE 分为水疱大疱性 HE 和角化过度性 HE，对于选择治疗方案更具有指导作用。此外，慢性手部湿疹的诊断与鉴别流程见图 8-2。

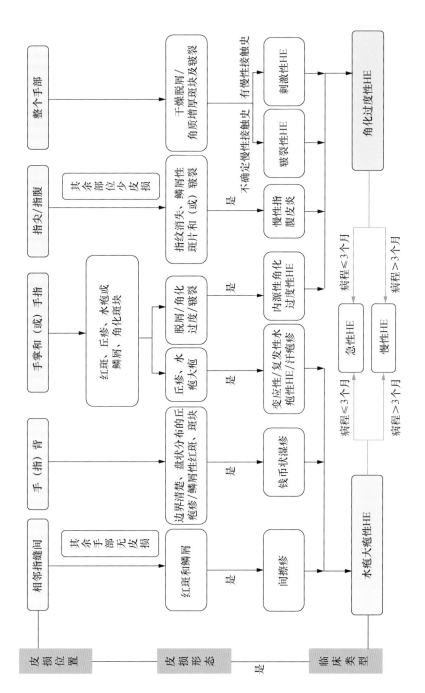

图 8-1 指导治疗的 HE 临床诊断分类流程图。HE，手部湿疹

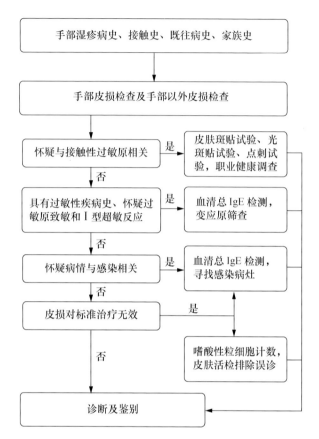

图 8-2　慢性手部湿疹的诊断与鉴别流程图

第 9 章
手部湿疹的鉴别诊断

手部湿疹（HE）的鉴别诊断须注意原发于手部的皮肤病和全身性疾病的手部表现。

一、单纯疱疹（herpes simplex）

单纯疱疹是由单纯疱疹病毒（herpes simplex virus，HSV）感染引起，主要是 HSV-1 型和 HSV-2 型。本病典型皮疹为簇集性小水疱，周围有红晕，继发感染后可形成脓疱。水疱、脓疱破溃可形成浅糜烂，经 1～2 周干涸结痂，常同一部位复发（图 9-1）。HSV DNA 阳性或抗 HSV IgM 抗体滴度前后 4 倍上升有助于诊断 HSV 原发感染，可用于鉴别诊断[92]。单纯疱疹发生于手部时需要与 HE 鉴别。

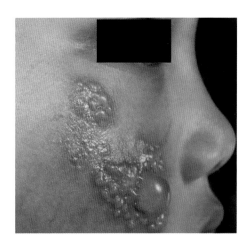

图 9-1　颜面单纯疱疹

二、带状疱疹（herpes zoster）

带状疱疹是由水痘–带状疱疹病毒（varicella-herpes zoster virus）感染引起。首次感染通常表现为水痘。随后病毒潜伏在人体的脊髓后根神经节或颅神经节，当机体免疫力下降时，潜伏状态病毒被重新激活，并通过传入神经扩散到皮肤。在本病，典型皮疹为沿周围神经分布区域呈单侧分布、带状排列、簇集性的水疱，不穿过中线；神经痛为重要特征；上肢带状疱疹起病前常伴有上肢酸痛等不适，之后出现簇集性水疱；常无瘙痒症状，少见复发。累及手掌时，可见簇状水疱（图 9-2），伴有麻木感。当带状疱疹的临床诊断不明显时，聚合酶链反应检测水痘-带状疱疹病毒具有高灵敏性和特异性。

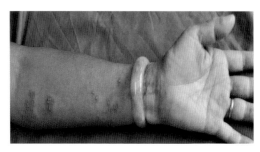

图 9-2　左上肢带状疱疹累及手掌（手掌环指近端、拇指），可见簇集状水疱

三、手足口病（hand-foot-mouth disease）

手足口病多发于儿童，是一种急性传染病，主要病原体为柯萨奇 A16 型病毒和肠道病毒 71 型。临床表现主要为手、足和口腔黏膜出现红色斑疹或斑丘疹，迅速发展为粟粒或豆粒大小的水疱，疱壁薄，疱液清亮，周围有红晕，水疱溃破后可形成糜烂或浅溃疡（图 9-3 和 9-4）。患者在发疹前可伴有低热、乏力、颈部淋巴结肿大等前驱症状。实验室检查：水疱疱液、咽部分泌物中可分离出致病病毒，可帮助诊断。

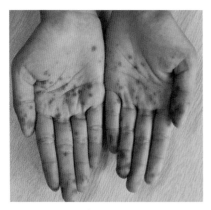

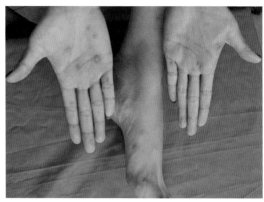

图 9-3　手足口病（手掌深红色丘疹、丘疱疹）

图 9-4　手足口病（手掌、趾侧脓疱疹、丘疱疹）

四、挤奶人结节（milker's nodule）

挤奶人结节患者有接触患病奶牛病史，接触部位发生扁平红色丘疹，1 周内演变成坚实、有浸润的靶样结节，中央为红色，外有白色环围绕，周围有炎性红晕。病程常为 4～6 周。患者常伴有局部淋巴结肿大，但全身症状少见而轻微。根据接触史、典型临床表现可诊断，组织病理学检查，棘细胞内含病毒包涵体支持本病诊断，而确定诊断需要进行病因学检测。

五、脂溢性角化病（seborrheic keratosis）

脂溢性角化病多发生于老年人，是一种良性的皮肤病变。其形成是由于皮肤角质细胞的快速增殖。脂溢性角化病的早期损害常为小而扁平、境界清楚的斑片，表面光滑或略呈乳头瘤状，可发生于体表任何部位，手部多发生在手背，不累及掌跖。患者通常无自觉症状，偶有痒感。当发生摩擦外伤时，皮疹可被刺激而发生炎症及上皮组织不规则增生，又称为受刺激的脂溢性角化病（图 9-5 和 9-6）。余海等将该病典型的皮肤镜表现分为 6 种类型[93]：①粟粒样囊肿；②粉刺样开口[93]；③裂隙 / 脑回样外观；④血管结构（点状 / 发卡样 / 肾小球样）；⑤指纹样结构；⑥虫蚀样边缘。刘波等[94]总结了该病的组织病理学特征，将其分为 6 种不同类型：①角化过度（乳头瘤样）型；②棘层肥厚型；③腺样型；④克隆型（巢状型）；⑤刺激型；⑥黑棘皮瘤型。

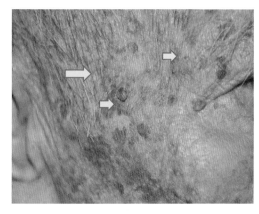

图 9-5　脂溢性角化病，可见颞部散在大小不等灰白色脂溢性角化斑片、结节

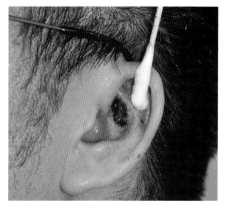

图 9-6　脂溢性角化病，可见耳郭内黑色油腻性脂溢性角化斑块

六、光线性角化病（actinic keratosis）

光线性角化病主要是由易感人群长期被紫外线照射引起。其通常发生在身体暴露于阳光的部位，例如面部、耳和手背，起初为皮色扁平丘疹或小结节，呈散在性，长时间之后皮疹可转变为黄褐色或黑褐色斑块，表面可呈疣状增生，表面粗糙、干燥，角化显著，有固着于基底的硬痂[95]。患者一般无自觉症状或有轻痒感（图9-7）。吴姣娜等[96]总结了光线性角化病的皮肤镜特征，分为9种：①基底假网状红斑；②毛囊周围白晕；③毛囊口黄色角栓；④表面黄白色鳞屑或角化性团块；⑤血管结构；⑥草莓样结构；⑦玫瑰花瓣征；⑧红色和白色无结构区；⑨色素结构。组织病理学表现为角化过度与角化不全交错，下方可见核大深染的不典型角质形成细胞，细胞排列紊乱，可突入真皮乳头层，真皮浅层胶原纤维有日光性弹力变性。崔婷婷等[97]根据组织病理学将光线性角化病分为以下6种类型：萎缩型、肥厚型、棘层松解型、色素型、鲍温样型、苔藓型。发生于手背的光线性角化病须与角化过度性HE鉴别。

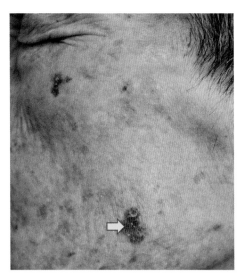

图9-7　左下颌前部光线性角化病

七、手癣（tinea manus）

手癣是非常容易与HE相混淆的疾病。手癣根据临床表现可以分为3种类型：水疱鳞屑性手癣、角化过度性手癣和浸渍糜烂性手癣。手癣一般单侧起病，皮损先出现在手掌某一部位，境界清楚，之后缓慢扩大，最终累及大部或全部甚至两侧手掌。临床表现为水疱、鳞屑性红斑、浸渍糜烂和角化过度（图9-8和9-9）。真菌镜检或荧光检查可见菌丝，真菌培养可鉴定致病菌种。HE通常双侧对称发病，但也可单侧发病。

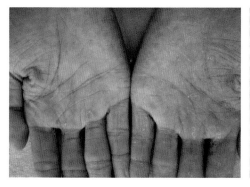

图 9-8 左手角化过度性手癣（单侧受累特征）

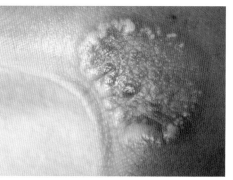

图 9-9 左手虎口丘疹脓疱型手癣

八、癣菌疹（dermatophytid）

癣菌疹是由皮肤癣菌感染灶（头癣、足癣等）释放出的真菌代谢产物引起的远隔部位发生的皮疹，是真菌抗原进入血液后引起的一种变态反应（Ⅰ型、Ⅲ型和Ⅳ型变态反应）。癣菌疹的皮疹呈多形性，常见类型有疱疹型、湿疹样型、丹毒样型、荨麻疹样型等。患者往往有一个炎症明显的活动性真菌感染灶并可检测到真菌，而在癣菌疹病变处真菌检查呈阴性。毛癣菌素皮试呈阳性反应。癣菌疹的皮疹随原发真菌病灶被控制而减轻直至

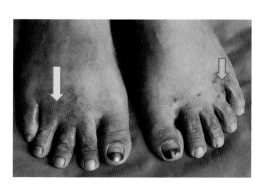

图 9-10 足背癣菌疹，好发于第三、四趾间背侧

消失。癣菌疹的临床特点包括：患者存在活动性真菌感染病灶，常见于手足癣、头癣等；皮损多形性、多样化，可以局限性，也可以泛发性，最好发部位为手足部，表现为汗疱疹样损害，亦可为湿疹样、多形红斑样或荨麻疹样损害；患者自觉瘙痒明显；皮损可随原发病灶好转而消退（图 9-10）。

九、银屑病（psoriasis）

银屑病少有累及手掌，累及手掌时须与角化过度性 HE 相鉴别，掌跖脓疱病须与水疱大疱性 HE 相鉴别，累及手背和甲周（图 9-11a）时须与

HE甲周病变相鉴别。斑块状银屑病是寻常型银屑病最常见的类型，好发于头皮、背部、四肢伸侧、面部等，发生在手部的皮损易与HE混淆。手部银屑病皮疹特点为境界清楚的暗红色斑片（图9-11b），角化脱屑明显，伴有或不伴有瘙痒，很少在手指出现水疱样疹；进行期可有同形反应。

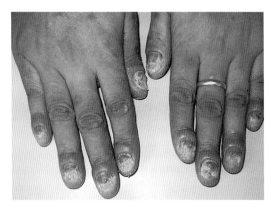

图 9-11a　银屑病，累及甲周，双手甲板侵蚀，远端缺损，甲板残缺不全，表面不平，甲周红肿

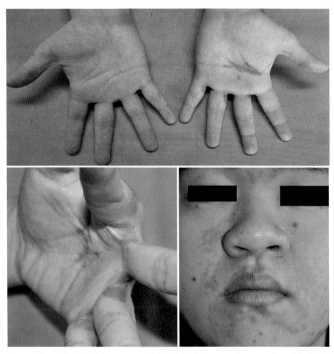

图 9-11b　银屑病手掌鳞屑性红斑，指间鳞屑性红斑（组织病理检查符合银屑病）

皮损反复发作，多数冬重夏轻。皮肤镜表现为淡红色背景下可见片状白色鳞屑，以及均匀排列的血管模式，比如点状血管、发夹状血管或球状血管[98]。

十、结缔组织病（connective tissue disease）

（一）急性皮肤型红斑狼疮（acute cutaneous lupus erythematosus，ACLE）

HE 须与 ACLE 手部皮损相鉴别。播散型 ACLE 可累及手背和指背，也可泛发遍及全身。临床表现为麻疹样、冻疮样水肿型红斑或多形红斑样皮损（图 9-12 和 9-13）。皮疹常急性发生，持续数天或数周，消退后多有色素沉着，不留瘢痕。80% 以上 ACLE 患者抗核抗体（antinuclear antibody，ANA）阳性，抗 Sm 抗体、抗双链 DNA、抗 Ro/SSA 和抗 La/SSB 抗体也可阳性，还可伴有白细胞减少、贫血、血小板减少、血尿和蛋白尿等。

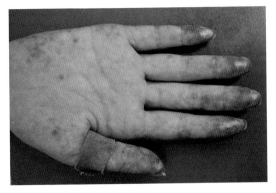

图 9-12　系统性红斑狼疮，可见手掌及指尖红斑、丘疹

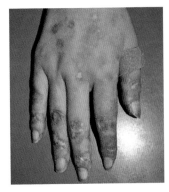

图 9-13　急性皮肤型红斑狼疮，可见手背甲周脓疱

（二）皮肌炎（dermatomyositis）

皮肌炎是一种自身免疫性结缔组织病，临床表现为对称性近端肌无力，肌肉活检或肌电图检查可见异常，血清骨骼肌肌酶升高。HE 须与皮肌炎手部 Gottron 丘疹相鉴别。Gottron 丘疹主要分布在掌指关节、近端及远端指间关节的伸面，表现为骨隆突处的红色或暗紫红色、粟粒至绿豆大多角形、

不规则形扁平或尖顶的丘疹，可融合成斑块，上覆有细小鳞屑，瘙痒不明显（图9-14和9-15）。

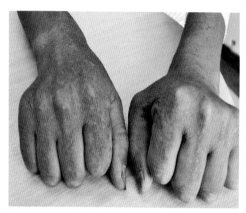

图 9-14　皮肌炎患者手背的紫红斑伴 Gottron 征

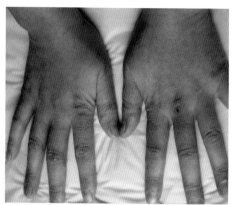

图 9-15　皮肌炎患者掌指关节背侧的 Gottron 疹

十一、进行性对称性红斑角化症（erythrokeratodermia）

　　进行性对称性红斑角化症是一种罕见的常染色体遗传性疾病。本病病程较长，冷、热、风等环境因素或情绪因素是发病的诱因。患者常在出生不久后发病。开始为双侧掌跖部发生弥漫性红斑及角化过度损害，附有片状角质性鳞屑，皮损境界清楚，有时边缘有色素沉着（图9-16）。组织病理学检查可见网篮状及局灶性角化不全伴角化过度，棘层肥厚，颗粒层肥厚，偶见细胞内空泡，常见毛囊角栓。乳头层可见毛细血管扩张，血管周围淋巴细胞浸润。

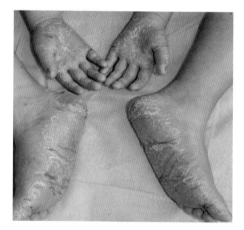

图 9-16　手足掌进行性对称性红斑角化症

十二、进行性掌指角化症（keratodermia tylodes palmaris progressiva）

进行性掌指角化症具体病因不明，干燥、寒冷环境和接触肥皂、洗涤剂等碱性物品常为诱因。常见于年轻女性，好发于双侧指屈面及掌前部1/3，可沿指侧缘向背侧蔓延。皮损表现为皮肤淡红而有光泽、干燥、角化性脱屑、碎玻璃样浅表裂纹或皲裂，可伴有疼痛和瘙痒（图9-17）。组织病理表现为表皮角化过度、棘层肥厚、颗粒层增生、轻度海绵水肿和真皮浅层血管周围淋巴组织细胞浸润[99]。

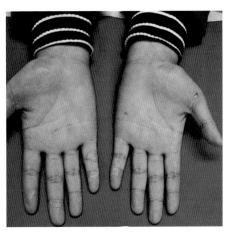

图 9-17　进行性掌指角化症

十三、大疱性类天疱疮（bullous pemphigoid）

大疱性类天疱疮是一种好发于中老年人的自身免疫性大疱性皮肤病。可发生于身体的任何部位，发生于手部的皮损须与水疱大疱性 HE 相鉴别。皮损为在外观正常或红斑的基础上出现张力性大疱，疱壁紧张，疱壁较厚，不易破溃，尼氏征阴性（图9-18）。多伴有不同程度的瘙痒。组织病理变化为表皮下水疱，疱液中可见数量不等的嗜酸性粒细胞和（或）中性粒细胞浸润，真皮乳头层血管周围有嗜酸性粒细胞、淋巴细胞和中性粒细胞浸润。直接免疫荧光试验可见基底膜带有 IgG 及 C3 呈线状沉积。ELISA 可检测到血清中特异性抗 BP180 和（或）BP230 抗体。血清抗基底膜带循环抗体可为阳性[100]。

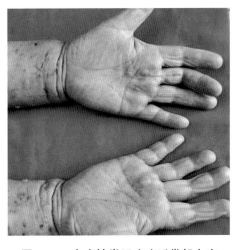

图 9-18　大疱性类天疱疮手掌部水疱

十四、先天性大疱表皮松解症（congenital epidermolysis bullosa）

HE 须与单纯型大疱表皮松解症（epidermolysis bullosa simplex）相鉴别。单纯型大疱表皮松解症分为泛发型和局限型。泛发型单纯型大疱表皮松解症是一种遗传性疾病，患者在出生时或出生后不久患病，主要临床表现为手部关节等部位出现水疱、大疱和粟丘疹，尼氏征阴性。局限型单纯型大疱表皮松解症原发皮损主要为水疱，局限于手足，走路或天气炎热时加重，患者常于 7 岁后好转，可伴掌跖角化。大疱位于表皮内和基底层上，愈后不留瘢痕。

十五、连续性肢端皮炎（acrodermatitis continua of hallopeau）

连续性肢端皮炎又称为脓疱性肢端皮炎、匐行性皮炎，是一种慢性、复发性、无菌性脓疱性皮肤病。该病好发于指、趾，病因不明。发病前常有外伤史，典型的连续性肢端皮炎的皮疹表现为指 / 趾末端红肿，皮下群集性水疱、脓疱、糜烂，疱液干涸后形成黄色痂皮，随即又发新脓疱，可伴有轻度瘙痒和灼痛。甲板可出现增厚、变形、变色。亦可伴有舌颊黏膜损害。连续性肢端皮炎的组织病理表现为表皮角化不全，棘层细胞肥厚，表皮突延长，可见 Kogoj 微脓肿，真皮浅层毛细血管扩张充血，血管周慢性炎症细胞浸润，具有一定的特异性[101]。

十六、掌跖脓疱病（palmoplantar pustulosis）

掌跖脓疱病是一种慢性复发性脓疱性皮肤病。好发于中年女性，主要累及手掌和脚掌。手掌最好发的部位是大鱼际，其次是小鱼际（图 9-19）、掌中央和掌远端。皮损为红斑基础上出现无菌性小脓疱和（或）水疱，伴角化或脱屑，伴有不同程度的瘙痒或烧灼感[102]。在该病晚期，皮损遍及整个手掌、手指，可见大量脓疱出现在鳞屑性红斑的基底部（图 9-20）。严重者病变逐渐扩大，形成大片的鳞状斑块，完全覆盖掌跖面，可伴有剧烈疼痛。病理表现为表皮内脓疱。

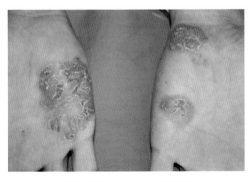

图 9-19　掌跖脓疱病（双手掌潮红的斑块基础上出现绿豆大小的脓疱，伴有剧烈瘙痒）

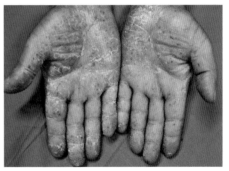

图 9-20　双手掌弥漫对称性、基底潮红的丘疹和脓疱，病理学检查符合掌跖脓疱病

十七、多形红斑（erythema multiforme）

该病为急性炎症性皮肤病，病因复杂，单纯疱疹病毒感染为最常见的致病因素。好发于手背、掌跖、前臂、足、面等，也会累及黏膜如口唇、眼及外阴黏膜。皮肤损害为斑疹-丘疹-丘疹中央水疱或大疱（图 9-21）。虹膜样和靶型损害为典型表现。HE 须与局限于手部的多形红斑相鉴别。组织病理表现为：个别角质形成细胞凋亡、基底层局灶空泡变性和海绵形成，还可见真皮浅层水肿、血管周围淋巴细胞浸润或移入表皮。免疫荧光检查无特异性，可见 IgM 和 C3 颗粒样沉积于浅表血管周围，灶性位于真皮-表皮连接处。

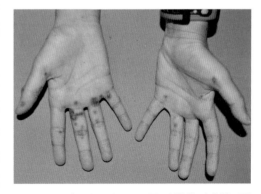

图 9-21　多形红斑，可见手掌指腹侧靶型红斑、丘疹和丘疱疹

十八、固定性药疹（fixed drug eruption）

顾名思义，固定性药疹每次发病常在同一个部位。常由解热镇痛类、磺胺类、巴比妥类和四环素类药物引起。初次接触致敏药物后数天至 2 周出现皮损。若再次接触致敏药物，皮损可于 24 h 内发生。皮损可累及躯干、

四肢、口唇和生殖器皮肤-黏膜交界处。临床表现为一个或数个局限性圆形或类圆形的水肿性暗紫红色或鲜红色斑疹、斑片，境界清楚（图9-22），反应严重者可以出现大疱（图9-23）。可伴有瘙痒或疼痛。皮损数日可消退，可遗留色素沉着。单发于手部的固定性药疹须与钱币状HE相鉴别。详细询问用药史非常重要。组织病理表现为表皮内可见分散坏死的角质形成细胞或广泛的表皮坏死，真皮层可见淋巴细胞、嗜酸性粒细胞和中性粒细胞浸润。

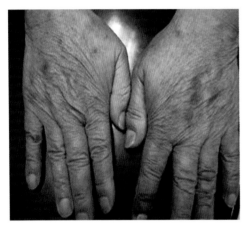
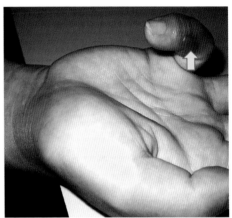

图9-22　手背固定性药疹　　　图9-23　右手腕部、小指内侧固定型药疹

十九、嗜酸性粒细胞增多性皮炎（hypereosinophilic dermatitis）

嗜酸性粒细胞增多性皮炎病因迄今未明，其发病机制与Ⅲ型、Ⅳ型超敏反应有关，是以血及骨髓嗜酸性粒细胞持续增多、组织中嗜酸性粒细胞浸润为特征的一组疾病，外周血嗜酸性粒细胞增多＞1500个/μl持续6个月或以上。本病以中年男性多见，皮疹呈多形性，主要分两类：①荨麻疹和血管性水肿；②红斑、丘疹和结节，亦有水疱、溃疡、淤点、色素沉着斑、角化过度等。皮疹消退后多不留痕迹，亦可有色素沉着和瘢痕。该病可以仅有一种疹型，或两种及多种疹型并存。皮疹分布呈全身性，可分布于头面、躯干和四肢，或仅限于肢体一部分。自觉瘙痒或剧痒。皮疹持续，或缓解后复发，发生于手足掌者，表现为皮肤基底潮红基础上丘疹、水疱、丘脓疱疹，甚至糜烂，瘙痒明显（图9-24），

且往往皮损泛发全身（图 9-25）。与单纯 HE 表现为深在性、蜂窝状水疱不同。

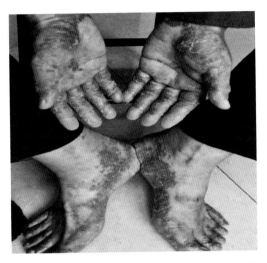

图 9-24 嗜酸性粒细胞增多性皮炎手足掌典型的潮红斑、丘疹、丘疱疹、糜烂、脱屑

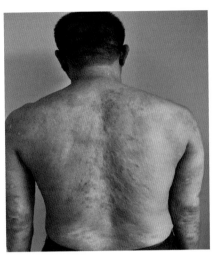

图 9-25 嗜酸性粒细胞增多性皮炎躯干部泛发浸润性斑块、红斑和丘疹

二十、肢端角化性类弹性纤维病（acrokeratotic elastofibrillosis）

肢端角化性类弹性纤维病须与角化过度性 HE、皲裂性 HE 相鉴别。本病是一种少见的发生于手部的皮肤病，又名手足胶原斑（collagenous plaques of the hand and feet）、肢端角化弹性组织变性（degeneration of acrokeratinized elastic tissue）。1953 年由 Costa 首次报道，是掌跖角皮症的局灶性变异型，家族型可能与染色体 2 有连锁。1982 年，High 提出诊断该病的特征性表现是弹性纤维改变。该病有家族型和成年型，前者为常染色体显性遗传，患者幼年发病。成年型与创伤和光照有关，较常见。皮损发生在手足背侧与掌侧交界线的皮肤上以及大拇指和示指间的皮肤连接处，分散、不规则，呈线状排列，皮损也可以发生在指关节背侧和甲床，偶尔发生在小腿胫前；皮损特点为小的圆形半透明角化性丘疹，质硬，呈皮肤色或淡褐色，或者为黄色或肉色的角化增生性斑块，边界清，无自觉症状，可持续数年不消退（图 9-26 和 9-27）。特征性病理改变为真皮下弹性纤维稀少和典型的弹性纤维碎裂；电子显微镜下显

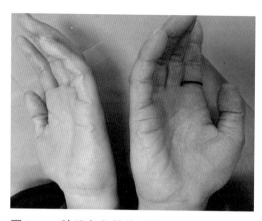 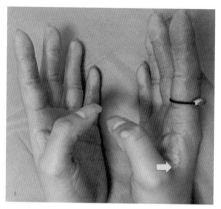

图 9-26 肢端角化性类弹性纤维病，可见双手掌尺侧缘角质增生性斑块

图 9-27 肢端角化性类弹性纤维病，可见拇指-示指连接处角化性斑块

示异常弹性组织，成纤维细胞外胞质含致密颗粒，细胞外纤维无弹性。无特效治疗方法。有症状时可以局部外用水杨酸制剂，口服阿维 A 有一定疗效。

（编写　黄琼霄　刘玉梅；图　陈蔓蔓　叶兴东）

第 10 章
手部湿疹的治疗

第 1 节　治疗概述

一、治疗原则

手部湿疹（HE）的治疗应坚持"4R"原则[103]，即积极识别（Recognition）变应原、尽早祛除（Remove）诱发因素，缓解（Remission）局部炎症，恢复（Restoration）受损的皮肤屏障并最终提高患者的生活质量。总体上需要采用分级、分类和个性化治疗。

二、分级治疗

1.一线局部治疗　包括一般护理、外用药物治疗、物理治疗以及中医中药治疗。局部治疗适用于局限性皮损或病情轻者，必要时加用物理治疗和中药外洗、塌渍、熏蒸等。

2.二线系统治疗　包括抗炎、抗组胺治疗；病情重者，短期联合糖皮质激素治疗。

3.三线联合治疗　包括一线、二线治疗，以及与免疫抑制剂、生物制剂和小分子药物等联合治疗。病情中重度者，西医采用系统治疗或联合治疗；对于顽固性 HE，需要结合患者复发的原因、病情等进行综合治疗。

三、分类治疗

按照水疱大疱性 HE、角化过度性 HE、混合型 HE 分类治疗。慢性 HE 治疗流程见图 10-1。

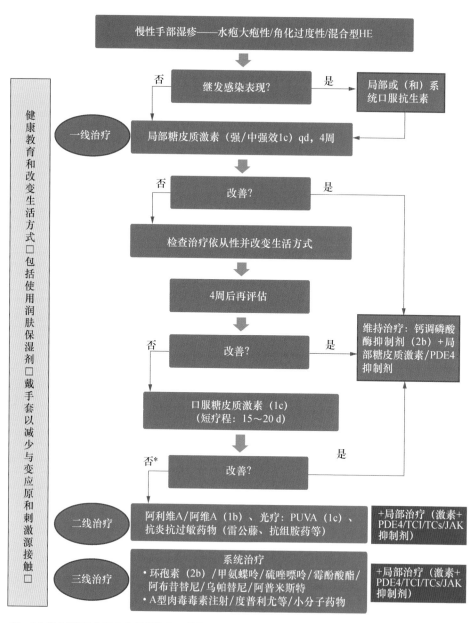

*3～6个月内用了2个以上疗程的糖皮质激素仍无改善情况下

图 10-1　慢性手部湿疹治疗流程图（引用 de Leon et al，2015，并修改）

1. 水疱大疱性 HE　多为急性期或慢性湿疹的急性发作期，瘙痒症状明显，在一般治疗基础上，可以首选抗炎、抗过敏、免疫抑制治疗，包括使用非甾体类抗炎药、糖皮质激素、抗组胺药物、免疫抑制剂甚至生物制剂进行分级治疗，联合窄谱中波紫外线等局部治疗收效快。

2. 角化过度性 HE 首选在保湿润肤等一般治疗基础上，选择免疫抑制剂、阿维 A 等药物进行去角化、抗增生、调整角化过度治疗，结合红外线、半导体激光照射。后期皮损干燥脱屑期可以采用干燥型 HE 治疗方案。

3. 混合型 HE 急性期有水疱或渗出时，采用水疱大疱性 HE 抗炎治疗；慢性期无水疱，仅表现为角化过度性 HE 时，采用护肤、调整角化过度的治疗方法。

第2节 一般治疗

一般治疗属于一线治疗。对于急性 HE，重要的是尽量寻找原因，判断是单纯的 HE 还是全身性疾病的手部表现。例如，寻找可能的接触性变应原，有渗出液或脓疱者，则用 1：10 000 高锰酸钾浸泡，然后适当使用氧化锌油，或交替使用中弱效糖皮质激素制剂；有脓疱或疑似继发细菌感染者，可使用依沙吖啶（雷佛奴尔）溶液湿敷。使用氟氯西林治疗金黄色葡萄球菌感染通常是有效的。细菌培养和药敏感结果可用于指导治疗[104]。除此之外，适当选择润肤剂以及香皂替代品对于缓解症状、减少复发也非常重要。

一、健康教育

树立治疗信心，掌握 HE 的一般防护知识，了解危险因素在 HE 发病中的作用，包括职业因素，变应原、刺激源的种类，神经、精神因素及内分泌因素等，尽早预防。戴手套避免直接接触变应原和刺激源，丁腈手套和乙烯基手套对大多数化学物质可提供额外的保护，可优先选择，同时要避免出汗的影响。乳胶手套对脂肪、溶剂和化学品的隔离作用不大。为了达到最佳效果，应戴两层手套，外层戴丁腈手套或乙烯基手套，内层戴棉布手套（详见第 11 章手部湿疹的预后和预防）。

二、使用护肤产品

使用护肤产品有助于保护及修复手部皮肤屏障。对于角化过度性 HE、皲裂性 HE、指腹皮炎等干燥型 HE，应常规使用护肤品，滋润皮肤，以缓解手部干裂和皮肤疼痛，改善手部不适。

第3节　局部治疗

外用药治疗属于一线治疗。其治疗的原则是依据皮损的特点，采用"湿"对"湿"、"油"对"干"。对于水疱、潮湿、糜烂渗液的急性 HE 创面，采用湿敷、外用水包油型制剂如乳膏、霜剂；而对于干燥、皲裂的慢性 HE 皮损，采用油剂或油包水制剂（如软膏）等。局部治疗药物主要包括润肤剂、外用糖皮质激素、钙调磷酸酶抑制剂、维生素 D_3 衍生物等[59]。

一、护肤产品

使用护肤产品为基础治疗，既可以常规预防性使用，也可以作为治疗措施，用于提高皮肤和角质层的含水量，预防瘙痒、减少复发，有助于恢复表皮脂质平衡，同时因为物理性隔离作用，可以减少理化刺激源对皮肤的不良影响。常用的护肤产品包括润肤剂（emollients）、保湿霜（moisturizer）、洗液（lotion）、护肤霜（skin cream）等，各品种间可以交替使用，具有保湿、舒缓、修复屏障的作用。尽量选择不含香料的外用润肤产品。

二、外用糖皮质激素

外用糖皮质激素具有抗炎、免疫抑制和缩血管作用，并因有抗炎效应可缓解患者的瘙痒而改善患者的临床症状并提高生活质量。短期外用糖皮质激素治疗外源性变应性或接触性 HE、特应性 HE、汗疱疹疗效显著，但长期使用可能破坏手部皮肤屏障功能，尤其是超强效激素可抑制脂质合成，应避免用于刺激性 HE。应视皮损形态、病情和患者年龄合理选用外用糖皮质激素。成年患者常规外用中效、中强效、超强效等级的相应剂型，如糠酸莫米松乳膏、丁酸氯倍他松乳膏、卤米松乳膏、复方氟米松软膏、复方丙酸氯倍他索软膏等。儿童患者选用中效、弱效糖皮质激素的相应剂型，如地奈德乳膏、丁酸氢化可的松等。对于角化过度的干燥性 HE、角质层厚或者皲裂者，可以选择渗透性好的超强效糖皮质激素封包外用 3 ～ 5 天，以提高疗效。

三、钙调磷酸酶抑制剂

有报道吡美莫司疗效与基质对照组疗效无显著性差异。钙调磷酸酶抑制剂不宜与紫外线照射同时使用，其使用期间应加强防晒，避免增加皮肤肿瘤风险。常用 0.03% 或 0.1% 他克莫司，每日 2 次外用，好转后可以每 2 天一次维持治疗，他克莫司的疗效相当于弱效、中效糖皮激素制剂。

四、维生素 D_3 衍生物：钙泊三醇

钙泊三醇是一种维生素 D_3 衍生物，被 FDA 批准局部用于银屑病的治疗，用于角化过度性 HE 局部治疗也显示出良好的效果。最近一项包括 13 例住院对照患者的前瞻性研究比较了钙泊三醇软膏与强效糖皮质激素地塞米松软膏治疗 HE 的疗效，两种方法治疗 HE 均可使 HE 严重程度指数（HECSI）评分下降 75%，疗效无显著性差异[105]。但使用钙泊三醇软膏不用担心长期使用外用激素导致的皮肤屏障破坏。

钙泊三醇软膏用法：仅供外用。将本品少量涂于患处皮肤，每日 2 次。某些患者在后期减少用药次数，同时减少对面部的刺激。每周用药不超过 100 g。钙泊三醇不宜与紫外线照射同时使用（可以先照射，再外用），患处涂药后应小心洗去手上残留的药物。FDA 妊娠药物分类为 C 类。

他卡西醇在 HE 治疗中的应用在国内外罕见有报道。

五、外用抗生素

显著糜烂、渗液的甲周盘状湿疹，尤其周围有丘疹、丘疱疹等卫星病灶者，可能与金黄色葡萄球菌感染及其超抗原释放致敏有关。此外，特应性皮炎患者的慢性 HE 常合并金黄色葡萄球菌定植且后者与病情活动和严

重程度相关，联合外用抗生素（如 2% 莫匹罗星软膏、复方多黏菌素 B 软膏、2% 夫西地酸乳膏等）治疗慢性 HE 有助于提高疗效，延缓复发。

六、磷酸二酯酶 4 抑制剂

克立硼罗软膏（crisaborole ointment，商品名：舒坦明）通过抑制磷酸二酯酶 4（PDE4），减少 cAMP 降解，提高 cAMP 水平，抑制炎症因子产生。其用法用量：2% 克立硼罗软膏，每日 2 次，外搽患处，可供 2 岁及以上的轻中度 HE 患者外用。现有资料表明，3 个月以上幼儿使用本药可能是安全的[106]。注意事项与过敏反应：偶见给药部位或远处出现严重瘙痒、肿胀和红斑等过敏反应，如出现接触性荨麻疹等也应怀疑过敏，应立即停用并进行适当的治疗。禁忌证：已知对克立硼罗或该制剂任何成分过敏的患者。

七、JAK 抑制剂

相比于传统外用免疫调节剂治疗 HE 的有效性和存在的副作用，目前已有市售的小分子药物和生物制剂可用于治疗 HE，并显示明显疗效。在最近进行的随机双盲剂量依赖性 Ⅱb 期临床试验显示：泛 JAK 抑制剂（pan-JAK inhibitor）迪戈替尼（delgocitinib）外用治疗慢性 HE 疗效满意。入选的成人 HE 患者对外用糖皮质激素出现治疗抵抗，接受迪戈替尼霜（0.1%～2%）、每日 2 次、连续 16 周后 IGA 评分下降两个级别（0/1～2），HECSI 评分、瘙痒、疼痛视觉评分（NRS）以及患者整体评分（PaGA）均显著下降[107]。

八、A 型肉毒毒素（botulinum toxin type A，BTX-A；商品名：保妥适、衡力）

肉毒毒素（botulinum toxin，BTX）也被称为肉毒杆菌毒素或肉毒杆菌素，是由肉毒杆菌在繁殖过程中所产生的一种神经毒素蛋白。肉毒毒素是 150 kDa 的多肽，由 100 kDa 的重（H）链和 50 kDa 的轻（L）链通过一个双硫链连接起来。BTX-A 治疗 HE 的作用机制可能归因于其抗炎作用，

BTX-A 可抑制突触后神经末梢释放促炎性神经肽如 P 物质、谷氨酸和降钙素基因相关肽等，还可作用于角质形成细胞和淋巴细胞上的受体，抑制慢性 HE 相关的棘层增生和淋巴细胞浸润[108]。此外，BTX-A 还可抑制人和小鼠的肥大细胞脱颗粒和致痒介质的释放，抑制预处理小鼠的肥大细胞依赖性和非依赖性抓挠行为；BTX-A 还可下调瘙痒受体瞬时受体电位阳离子通道亚家族成员 A1（TRPA1）和亚家族成员 V1（TRPV1），在慢性干性瘙痒小鼠模型的背根神经节中可导致瘙痒的长期改善。上述作用可以解释BTX-A 在我们病例中的止痒作用，该作用与毒素的止汗作用无关。

1. 汗疱疹的治疗　使用丁卡因或利多卡因凝胶进行封包表面麻醉 1 ～ 2 h，将 100 U BTX-A 加入 5 ml 生理盐水（2 U/0.1 ml），注射前冰敷冷却；手掌及指腹注射点间隔为 1 ～ 1.5 cm，每个点垂直点状注射 0.1 ml（2 个单位 BTX-A），总量为 100 U/ 手掌；注射后 3 ～ 7 天复诊，检查注射部位是否有红肿或感染迹象，无异常者，每月随访一次。一次注射疗效维持 4 ～ 6 个月。

2. 角化过度性 HE 的治疗　除了治疗汗疱疹外，国外有使用 BTX-A 治疗角化过度性 HE 的报道。Ismail 等[108]评估了 BTX-A 对慢性角化过度性手掌湿疹的疗效和耐受性，该研究采用前瞻性非随机对照方法，包括 30 例无相关多汗症的慢性双侧干性手掌湿疹患者。疗效评分采用 HE 严重程度指数（Hand Eczema Severity Index，HECSI）评分[109]，患者的瘙痒症状采用视觉模拟评分法（visual analog scale，VAS）评分。通过计算相应的表面积（一个掌面约占体表面积的 1%，可细分为 32 个指节单位，每个指节单位占体表面积的 0.03%），对 5 个手部分区的红斑、硬结 / 丘疹、水泡、裂缝、鳞屑和水肿的严重程度进行分级 HECSI 评分（0 ～ 360 分）。该研究比较了联合润肤剂和局部中效类固醇与另一侧添加 100 单位 / 手掌 BTX-A 的疗效和耐受性，记录了两组患者皮损治疗后改善与复发的时间和程度以及副作用的发生频率。结果显示，两组治疗均有效且耐受性良好，添加 BTX-A 治疗组的症状和 HECSI 评分显著降低，患者总体满意度较高，与另一组（1 个月）相比，持续时间显著延长（4 个月）。作者认为，皮内注射剂量为 100 单位 / 手掌的 BTX-A 对慢性干性手掌湿疹有益且耐受性良好。

与单独使用局部类固醇和润肤剂相比，联合 BTX-A 治疗产生了更持久、更令人满意的疗效，同时保留了类固醇的作用。

第 4 节　系统治疗

HE 的系统治疗为二、三线治疗。对于局部药物或物理治疗效果欠佳者，应考虑给予口服或注射药物进行系统治疗。主要药物包括糖皮质激素、镇静药与抗组胺药、抗炎药、阿利维 A/ 阿维 A、免疫抑制剂（甲氨蝶呤、硫唑嘌呤、环孢素、霉酚酸酯、生物制剂）。

一、糖皮质激素

糖皮质激素系统使用为二线疗法。主要用于水疱大疱性 HE，在严重的急性 HE、慢性 HE 急性发作期可以短期系统使用糖皮质激素，相当于泼尼松龙（prednisolone）0.5 ～ 1 mg/（kg·d）等效剂量的激素，在皮损和症状控制后，逐步减量。

二、镇静药与抗组胺药

HE 患者有不同程度的焦虑，睡眠不足严重者病情加重。因此，适当的镇静安抚治疗是必要的。可以选择三环类抗抑郁药，如多塞平、氯环利嗪等。此外，组胺作为最常见且重要的炎症介质，是皮肤瘙痒最常见的致痒原，但在 HE 的治疗中，抗组胺药只作为辅助使用，主要用于水疱大疱性（渗出性）HE，主要原因是除了组胺外，其他炎症介质的作用甚至更重要，如 Ⅱ 型炎症因子 IL-4、IL-13、CXCL、白三烯、P 物质、5-HT、缓激肽等。对于角化过度性 HE，首选有镇静作用的抗组胺药或者三环类抗抑郁药。

（一）抗组胺药分类

抗组胺药分为 H1、H2 受体阻滞剂，其中 H1 受体阻滞剂较常用。H1 受体阻滞剂分为 5 类，分别为：

1. 乙醇胺类　如氯马斯汀和苯海拉明。

2. 烃胺类 如扑尔敏（氯苯那敏）、阿伐斯汀。

3. 哌嗪类 如羟嗪及其衍生物西替利嗪。

4. 吩噻嗪类 如异丙嗪。

5. 哌啶类 又称氮杂环己烷、乙二胺类，如赛庚啶、氯雷他定、特非那丁等。

H1 受体阻滞剂分为第一代、第二代及其代谢产物（新一代）。

（二）用法用量

常用具有双相抗炎抗过敏的第二代抗组胺药，如西替利嗪、左西替利嗪、奥洛他定、咪唑斯汀等。对于嗜酸性粒细胞较高者，可以选用羟嗪类；对于神经、精神因素较明显者，可以选用奥洛他定；对于水疱大疱性 HE，可以选用咪唑斯汀。常用量为：西替利嗪 10 mg qd，依巴斯丁 10 ～ 20 mg qd，奥洛他定 5 mg bid，咪唑斯汀 10 mg qd 等，剂量可以根据年龄及症状酌情增减。第二代抗组胺药还有氯雷他定、枸地氯雷他定等。疗程视病情而定，同一种抗组胺药连续使用时间一般为 3 ～ 4 周。

三、抗炎药

非甾体类抗炎药在 HE 的治疗中很常见，如羟基氯喹、沙利度胺、复方甘草酸苷等。合并感染时，具有抗炎效应的抗菌药如多西环素、阿奇霉素也可以使用。对于无禁忌证者，中药雷公藤、雷公藤多苷也可酌情选用。

四、阿利维 A/ 阿维 A

阿利维 A/ 阿维 A 系统使用为二线疗法，首选用于角化过度性 HE，对其他慢性 HE 如汗疱疹也有一定疗效，是美国 FDA 批准唯一用于治疗 HE 的维 A 酸类药物。其作用机制是高亲和力结合已知的 6 种维 A 酸受体（RAR-α、RAR-β、RAR-γ、RXR-α、RXR-β 和 RXR-γ），调节角质形成细胞增殖以及抑制炎症因子合成。用法用量为：0.25 ～ 0.5 mg/（kg·d），每天 10 ～ 50 mg，剂量需个体化调整。主要副作用为致畸，育龄女性经知情告知后谨慎使用或禁用，使用前做妊娠试验，治疗期间每月做妊娠试验。其他常见副作用为口唇黏膜及皮肤干燥、血脂紊乱。Schmith 等[110]对阿利维 A 治疗顽固性 HE 的疗效及其对甘油三酯的影响进行拟合曲线分析，使用医生整体评估（physicians' global assessment，PGA）拟合血清甘油三酯随时间变化的曲线，通过 500 个试验，评估了疗效与副作用的相关性。结果表明，阿利维 A 的最佳剂量为 30 mg，每日一次最为理想，12 周时有效应答率较安慰剂高 10%，此后每 4 周增加 5% ～ 7%，最多持续 24 周。老年受试者的疗效更高，但高甘油三酯的可能性更高。此外，儿童用药需要监测骨骼发育情况。阿维 A 可以替代阿利维 A。

五、免疫抑制剂

免疫抑制剂包括传统免疫抑制剂、新型免疫抑制剂、生物制剂均可用于 HE 的治疗。

（一）传统免疫抑制剂

1. 氨甲蝶呤（methotrexate，MTX） MTX 能有效治疗银屑病以及银屑病性关节炎，治疗 HE 的报道资料有限。

（1）作用机制：作为一种叶酸代谢拮抗剂，可抑制二氢叶酸还原酶，阻断四氢叶酸的生成，从而影响 DNA、RNA 及蛋白质的合成，阻止细胞分裂；还能抑制 IL-2 的生成及中性粒细胞的趋化性，故具有抑制免疫反应和抗炎作用。有报道，小剂量 MTX 治疗 8 ～ 12 周后，HE 获得显著改善，且角化过度性 HE 疗效好于对照组（47.6% *vs.* 25%）。

（2）用法用量：口服，成人每周 10 ～ 15 mg，单次口服，或每天 5 mg，连续 3 ～ 4 天。

（3）主要不良反应：骨髓抑制，注意定期检查外周血常规。长期使用以及有肝基础疾病者，注意随访检查肝功能。FDA 妊娠期用药安全性分级为 X 类。

2. 硫唑嘌呤（azathioprine，AZT）

（1）作用机制：硫唑嘌呤能使淋巴细胞的增殖停滞，抑制 T 淋巴细胞、

B 淋巴细胞的母细胞，故能抑制细胞免疫和体液免疫，其对 T 淋巴细胞的抑制更为明显，但不能抑制巨噬细胞的吞噬功能。

（2）用法用量：初始剂量为 1 ～ 3 mg/（kg·d），维持剂量为 1 ～ 2 mg/（kg·d），用药时间不要 > 4 年。本品的用药剂量取决于所采用的免疫治疗方案，通常第 1 天剂量最大为 5 mg/（kg·d）。

（3）常见不良反应：胃肠道反应、骨髓抑制、肝损害、肿瘤、超敏反应等。大剂量或长期使用需定期检查血常规。次黄嘌呤-鸟嘌呤-磷酸核糖转移酶缺乏症患者以及遗传性硫嘌呤甲基转移酶（TPMT）缺乏症患者禁用。本品有致畸作用，孕妇禁用。FDA 妊娠期用药安全性分级为 D 类。

（二）新型免疫抑制剂

1. 环孢素 A（cyclosporin，CysA）　环孢素 A 治疗 HE 为三线疗法，如果一线和二线治疗不充分或存在禁忌，需要中长期治疗的顽固性 HE 患者可用环孢素 A 治疗。

（1）作用机制：环孢素 A 是从土壤中发现的某些真菌的代谢产物中提取的一系列环化多肽，具有较广泛的免疫抑制作用，可选择性抑制 T 淋巴细胞。环孢素能抑制淋巴因子包括 IL-2 的产生和释放。环孢素 A 还可阻断细胞生长周期，使静止淋巴细胞停留在 G0 或 G1 期，抑制抗原激活的 T 淋巴细胞释放淋巴因子。

（2）适应证：仅推荐用于特应性皮炎相关的 HE，或对一线、二线治疗无效或禁忌的患者。

（3）用法用量：1.25 ～ 5 mg/（kg·d）［通常 3 mg/（kg·d）］×6 周，从低剂量开始，无效后增加剂量。疗程：最小有效剂量，连续 6 个月，然后减量（疗程为 6 ～ 9 个月）。基于副作用原因，用药反应好者也应尽早停药。8 周无效者停药。

（4）不良反应和注意事项：环孢素 A 最严重的不良反应为肾毒性，尤其见于长期或大剂量使用者，减量或停药后大多可恢复，少数发生严重的间质性肾炎而不可恢复；高血压为另一严重且常见的不良反应；此外，尚可引起乏力、胃肠功能紊乱、多毛症及齿龈出血等；对骨髓抑制作用较小。FDA 妊娠期用药安全性分级为 C 类。

Christoffers 等[111]用口服环孢素 A 治疗 102 例 HE，平均有效维持期为 10 个月以上，治疗后 6 个月、1 年、2 年、3 年时有效维持率分别为 61.7%、45.2%、18.6% 和 13.9%。药物中断的主要原因是早期副作用和无效。用药 3 个月时有效率为 62.9%。两种用法：①递增法，从 3.5 mg/（kg·d）开始，在数周内增加到 5 mg/(kg·d)，病情控制稳定、缓解后再开始减量；②递减法，从 5 mg/（kg·d）开始，缓慢减量。在环孢素 A 治疗期间，患者可以继续使用局部护肤产品和（或）局部外用药物。

2. 霉酚酸酯（mycophenolate mofetil，MMF）

（1）作用机制：霉酚酸酯是从青霉菌的培养基中分离出的物质，具有免疫抑制作用。主要通过抑制嘌呤代谢途径中的次黄嘌呤核苷酸脱氢酶而选择性地抑制 T 淋巴细胞和 B 淋巴细胞的增殖，进而抑制体液免疫和细胞免疫反应，抑制细胞表面黏附分子合成，抑制单核细胞和淋巴细胞浸润，限制炎症反应。因此，霉酚酸酯对亢进的体液免疫及细胞免疫均具有很强的调节作用。

（2）用法用量：成人 1～1.5 g bid，6～12 周。

（3）不良反应和主要副作用：胃肠反应、骨髓抑制、感染等。不推荐吗替麦考酚酯和硫唑嘌呤联合使用，因为两者都可能引起骨髓抑制。FDA 妊娠期用药安全性分级为 D 类。

（三）生物制剂

1. 度普利尤单抗（dupilumab；商品名：达必妥）

（1）作用机制：为 IL-4/IL-13 靶向抑制剂，与 IL-4α 亚单位结合，抑制Ⅱ型炎症因子 IL-4、IL-13。

（2）适应证：用于 Th2 主导的Ⅱ型炎症性疾病。对 HE 的治疗则主要用于特应性皮炎合并中重度慢性 HE 常规治疗无效的患者。对于其他原因引起的 HE 尚需进行更多观察研究。

（3）用法用量：

成人及体重 ≥60 kg 的儿童 / 青少年：首次 600 mg，此后每 2 周一次给予 300 mg，皮下注射。

6～17 岁儿童 / 青少年：体重 30～60 kg 者，首次 400 mg，此后每 2 周

一次给予 200 mg，皮下注射；体重 15～30 kg 者，首次 600 mg，此后每 4 周一次给予 300 mg，皮下注射。

6 岁以下儿童：体重 15～30 kg 者，首次 300 mg，每 4 周一次给予 300 mg，皮下注射；体重 5～15 kg 者，首次 200 mg，每 4 周一次给予 200 mg，皮下注射[112]。

2. 依那西普（etanercept，又称益赛普）

（1）作用机制：重组人肿瘤坏死因子 - α 受体融合蛋白，由细胞外肿瘤细胞坏死因子受体 p75 与免疫球蛋白 GIFc 片段组成，也抑制溶解性和膜结合肿瘤坏死因子 - α。

（2）用法用量：每次 25 mg，每周 2 次，皮下注射，10～12 周。

（3）不良反应：较少，可有发热、头痛、皮疹、上呼吸道感染、肺结核加重或复发等。

3. 小分子药物　包括口服 PDE4 抑制剂和 JAK 抑制剂。前者通过抑制 cAMP 降解，提高胞内 cAMP/cGMP 水平，抑制炎症因子合成。JAK 抑制剂通过抑制 Janus 激酶（JAK）- 信号转导子和转录激活子（STAT）通路调节多种重要的免疫通路，包括 Th2 型细胞因子、趋化因子 CCL、Th1 型细胞因子、Th17 型细胞因子，可用于许多皮肤病的治疗，可系统口服治疗特应性皮炎、HE。

（1）PDE4 抑制剂：阿普米司特（apremilast，APR）治疗 HE 为超适应证使用，个例报道疗效显著。据 Navarro-Trivino 等[113] 报道，1 例 65 岁罹患慢性角化过度性 HE 5 年之久的男性患者，合并肝性瘙痒，经过 0.05% 丙酸氯倍他索软膏、阿维 A 30 mg/d 治疗，因转氨酶升高而被迫停用；之后参考银屑病治疗剂量，超适应证口服使用 APR，30 mg bid，1 个月后，肝性瘙痒和手部皮损完全消退，未见明显副作用。

（2）JAK 抑制剂：目前上市的口服 JAK 抑制剂包括阿布昔替尼（Abrocitinib；选择性 JAK1 抑制剂）、乌帕替尼（Upadacitinib）以及巴瑞替尼（Baricitinib），均用于中重度特应性皮炎的治疗[114]，并用于合并 HE 的患者，但尚未见到使用这类药物治疗单纯 HE 的报道，属于超适应证用药。在其他疗法效果欠佳，知情同意后可以选择使用，需要监测的项目包括结核、乙肝、丙肝、肝肾功能等。

第5节　物理治疗

物理治疗为 HE 的二线治疗，单用或联合治疗，常作为外用药物疗效不理想患者的治疗手段。常用手段包括紫外线、弱激光、红外线照射等。

一、PUVA 和 UVB

长波紫外线（UVA）、补骨脂素 UVA 光化学疗法（PUVA）或中波紫外线（UVB）均可用于慢性 HE。有报道，PUVA 疗效好于 UVB 照射，为了避免口服补骨脂素带来的胃肠道不适及可能存在的光毒性反应风险，临床上可以先用甲氧补骨脂素液泡手或浴疗，然后再进行 UVA 照射。具体方法为：治疗前，将甲氧补骨脂素和甲氧苄啶（TMP）配制成 0.1% ～ 0.5% 乙醇溶液。治疗时，按每升浴水中含 0.5 ～ 1 mg 补骨脂素计算，水温 37 ～ 38℃，泡手或浴疗 20 min 后即行光疗。窄谱 UVB（NB-UVB）和 UVA1 的疗效比 UVB 好。NB-UVB 照射主要用于渗出性或水疱性 HE，UVA1 照射可用于角化过度性 HE。有报道，吸烟的汗疱疹患者 PUVA 疗效较非吸烟者差[73]。因此，嘱汗疱疹患者戒烟是必要的。

二、弱激光

弱激光照射可用于角化过度性 HE。临床上常用的弱激光器使用的光源从紫外线、可见光到红外线均有。最早应用的是 He-Ne 激光器，随后有 Nd:YAG 激光器、N2 激光器、Ar$^+$ 激光器、He-Cd 激光器、CO_2 激光器、砷化镓（GaAs）和砷化铝镓（GaAlAs）激光器以及红外半导体激光二极管等。弱激光照射有明显的抗炎、止痛作用，可调节免疫功能、自主神经功能以及肾上腺、甲状腺和前列腺功能，具有改善细胞代谢，加速伤口愈合。弱激光照射所引起的组织温度升高应被控制在一个很小的范围内，不超过 0.1℃。弱激光器的输出功率密度在 1 J/cm^2 水平，输出功率 < 50 mW。

三、红外线

红外线属热光源，常用于角化过度性 HE，具有抗炎、调整细胞代谢、促进皲裂创面愈合等效果。

第 6 节　中医中药治疗

一、中医辨证论治

（一）湿热蕴肤证

急性 HE，潜伏期短，患者有皮肤潮红、灼热、丘疱疹和渗液；伴瘙痒，心烦，口渴，大便干，尿短赤。舌红，苔薄白或黄，脉滑或数。治法：清热利湿。方药：龙胆泻肝汤合萆薢渗湿汤加减。

（二）脾虚湿蕴证

亚急性或慢性 HE 急性发作，患者有皮肤潮红伴丘疹、瘙痒、糜烂渗出，可见鳞屑；伴纳少，乏力，腹胀便溏。舌淡胖，苔白腻，脉濡缓。治法：健脾利湿止痒。方药：除湿胃苓汤加减。

（三）血虚风燥证

慢性 HE，病程久，患者有反复发作皮损，色暗或色素沉着，或皮损粗糙肥厚；伴剧痒难忍，口干不欲饮，食欲缺乏，腹胀。舌淡，苔白，脉细弦。治法：养血润肤，祛风止痒。方药：四物消风饮加减。伴夜间瘙痒明显者，加珍珠母、夜交藤。伴口干心烦者，加玄参、生地黄、知母。病情顽固、皮损以暗红色斑块为主者，加丹参、秦艽、乌梢蛇。

二、中药治疗

（一）湿热蕴结证

可口服龙胆泻肝丸、防风通圣丸、苦参片、黄柏胶囊、当归苦参丸等。外用止痒消炎水、参柏洗液、甘霖洗剂。

（二）脾虚湿蕴证

结合患者情况，可以采用二妙丸、湿毒清胶囊等口服。外用舒乐搽剂、除湿止痒软膏、消炎癣湿药膏、丹皮酚软膏、蜈黛软膏、冰黄肤乐软膏等。

（三）血虚风燥证

可口服乌蛇止痒丸、参苓白术丸、玉屏风颗粒、肤痒颗粒、祛风止痒口服液或润燥止痒胶囊等。

三、中药外治

中药溻渍、熏蒸等。参柏洗液原液外搽对慢性湿疹、2～5倍稀释液对渗出倾向的亚急性湿疹均有良好的止痒、收敛效果。

（钟金宝　戴向农　叶兴东）

第7节　部分典型病例治疗方案介绍

病例一

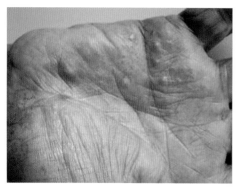 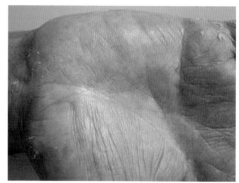

图 10-2　手部湿疹治疗前　　　　　图 10-3　手部湿疹治疗后

诊断： 急性水疱大疱性 HE（右手）。

HECSI 评分： 治疗前 8 分，治疗后 2 分，评分显著下降，疗效显著。

治疗方案：口服雷公藤 2 片 tid，维生素 C 0.2 g tid，烟酰胺 0.2 g tid；窄谱 UVB 照射，每周 2 次。3 周后皮损消退。

病例二

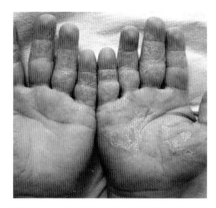

图 10-4　角化过度性手部湿疹治疗前

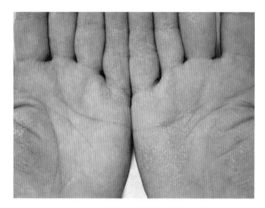

图 10-5　角化过度性手部湿疹治疗后

诊断：角化过度性 HE。

HECSI 评分：治疗前 20 分，治疗后 8 分，评分显著下降，疗效显著。

治疗方案：口服阿维 A 20 mg/d，维生素 E 100 mg tid，烟酰胺 0.2 g tid；外用尿囊素软膏。1 周后右手掌皲裂改善，角化过度有所缓解。

病例三

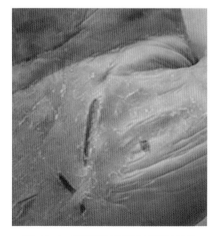

图 10-6　皲裂性手部湿疹治疗前

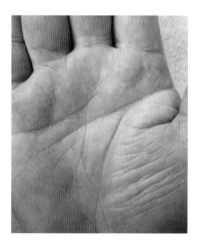

图 10-7　皲裂性手部湿疹治疗后

诊断：右手角化过度性（皲裂性）湿疹。

HECSI 评分：治疗前 12 分，治疗后 4 分，评分显著下降，疗效显著。

治疗方案：口服氨甲蝶呤（MTX）5 mg 3 次 / 周，烟酰胺 0.15 g tid；外用鱼肝油软膏，局部用红外线照射，每周 2 次。2 周后皮损痊愈。

病例四

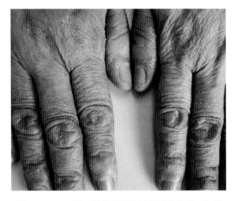 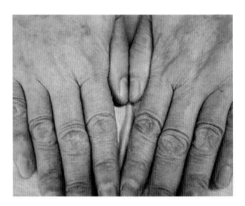

图 10-8　手部刺激性接触性湿疹治疗前　　图 10-9　手部刺激性接触性湿疹治疗后

诊断：手背刺激性接触性湿疹；神经性皮炎。

HECSI 评分：治疗前 28 分，治疗后 5 分，评分显著下降，疗效显著。

治疗方案：口服雷公藤 2 片 tid，谷维素 20 mg tid，烟酰胺 0.2 g tid；外用尿素曲安奈德乳膏。3 周后皮损基本消退。

病例五

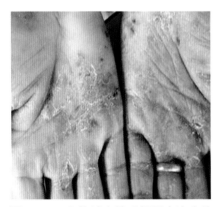 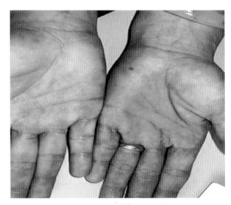

图 10-10　角化过度性手部湿疹治疗前　　图 10-11　角化过度性手部湿疹治疗后

诊断：角化过度性 HE。

HECSI 评分：治疗前 30 分，治疗后 4 分，评分显著下降，疗效显著。

治疗方案：口服阿维 A 酸 20 mg/d，MTX 2.5 mg 连续 5 天，维生素 B、维生素 C、维生素 E 等。外用维生素 E 软膏、珍珠霜。

病例六

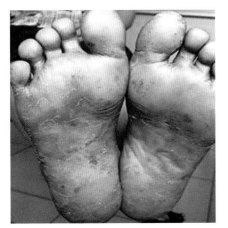
图 10-12　足部湿疹治疗前

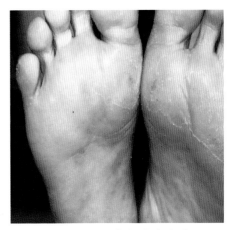
图 10-13　足部湿疹治疗后

诊断：足部湿疹。

鉴别诊断：足癣、掌跖脓疱病。

治疗方案：口服 MTX 5 mg qd，每周 4 次，2 周后角化过度显著改善。

病例七

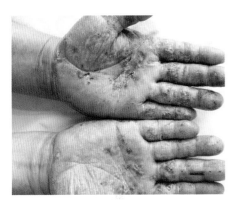
图 10-14　急性水疱大疱性手部湿疹治疗前

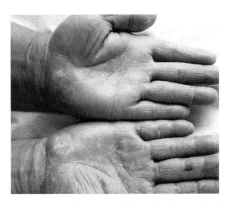
图 10-15　急性水疱大疱性手部湿疹治疗后

诊断： 急性水疱大疱性 HE。

HECSI 评分： 治疗前 68 分，治疗后 24 分，评分显著下降，疗效显著。

鉴别诊断： 掌跖脓疱病、嗜酸细胞增多性皮炎。

治疗方案： 口服雷公藤 2 片 tid，维生素 C 0.2 g tid，维生素 B_6 20 mg tid，维生素 E 0.1 g tid。

病例八

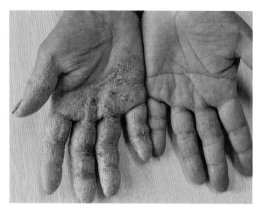 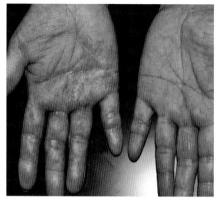

图 10-16　急性蛋白质接触性手部湿疹治疗前　图 10-17　急性蛋白质接触性手部湿疹治疗后

诊断： 水疱大疱性 HE（蛋白质接触性过敏所致）。

HECSI 评分： 治疗前 21 分，治疗后 6 分，评分显著下降，疗效显著。

治疗方案： 口服多西环素 0.1 g bid，西替利嗪片 10 mg qd，烟酰胺 0.3 g tid，维生素 B_6 tid；联合窄谱 UVB 照射、外用院内自制曲松素软膏、鱼肝油软膏治疗。1 周后症状体征全部消退，2 周后有轻度反复，继续照射窄谱 UVB，同样获得了良好控制。

病例九

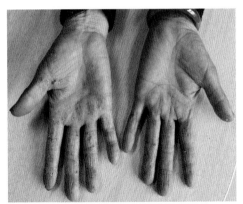

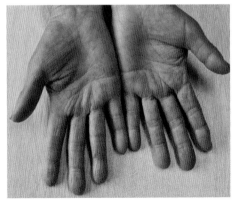

图 10-18　亚急性手部湿疹治疗前　　　　图 10-19　亚急性手部湿疹治疗后

诊断： 水疱大疱性 HE。

HECSI 评分： 治疗前 26 分，治疗后 6 分，评分显著下降，疗效显著。

治疗方案： 口服 MTX 5 mg 每周 4 次，雷公藤 1 片 tid，叶酸 5 mg tid；联合窄谱 UVB 局部照射。连续治疗 3 周，症状体征全部消退。

病例十

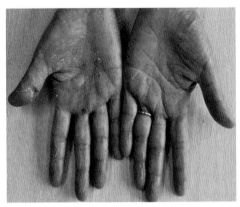

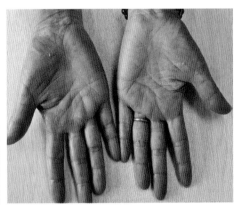

图 10-20　慢性手部湿疹治疗前　　　　图 10-21　慢性手部湿疹治疗后

诊断： 角化过度性 HE。

HECSI 评分： 治疗前 20 分，治疗后 6 分，评分显著下降，疗效显著。

治疗方案：口服阿维A 30 mg/d，雷公藤2片 tid，西替利嗪分散片10 mg qd；窄谱 UVB 照射。2周后症状体征显著改善。

病例十一

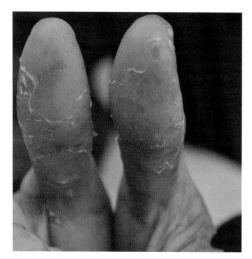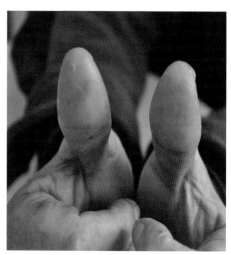

图 10-22　指腹皮炎治疗前　　　　　图 10-23　指腹皮炎治疗后

诊断：角化过度性HE（指腹皮炎型）。

HECSI 评分：治疗前6分，治疗后2分，评分显著下降，疗效显著。

治疗方案：口服MTX、维生素A和维生素D、叶酸、烟酰胺，外用TCI，结合红外线照射。2周后症状体征显著改善。

病例十二

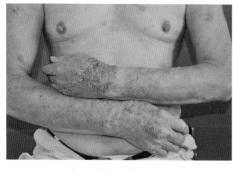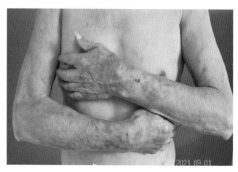

图 10-24　老年特应性皮炎伴手部湿疹治疗前　图 10-25　老年特应性皮炎伴手部湿疹治疗后

诊断：老年特应性皮炎（手部）湿疹。

HECSI 评分：治疗前 48 分，治疗后 8 分，评分显著下降，疗效显著。

治疗方案：常规治疗效果欠佳后，度普利尤单抗首剂量 600 mg，口服西替利嗪、雷公藤 2 周，此后度普利尤单抗每 2 周 300 mg，连续 5 次。

（陈蔓蔓　叶嘉琪　戴向农　叶兴东）

第 11 章
手部湿疹的预后和预防

第 1 节　手部湿疹的预后

一、概况

总的来说，手部湿疹（HE）的预后很差[60]。Meding 等[115] 在一项对 HE 患者进行的长达 15 年的人群随访研究中发现，44% 的患者在前一年出现症状，12% 的患者在整个随访期间出现持续性湿疹。Petersen 等[116] 在另一项 HE 患者研究中发现，20% 的患者在 7 年后的随访中出现中度至重度 HE。关于职业性 HE，Olesen 等[117] 在一项为期 5 年的随访研究中发现，只有 19.3% 的患者报告完全愈合。

二、影响因素

在影响 HE 预后的几个因素中，过敏性皮炎史和接触致敏是众所周知的长期预后不良的危险因素。随着时间的推移，危险因素会有所变化，这是对这一特定患者群体进行健康教育的结果。另一个重要的危险因素是首诊时的病情和年龄，首诊时即为播散性湿疹或发病年龄小，表明预后较差，吸烟等生活方式也是长期患病的危险因素。

三、负面影响

1. 主观症状　瘙痒和疼痛，导致失眠，害怕参加运动以及需要用到双手的社交活动。

2. 客观体征　脱屑、红肿、水疱和角化过度等影响美观。严重者觉得尴尬，导致社交孤立和抑郁。正常的家庭照护如看护婴幼儿会受影响；视职业特征不同，甚至还会影响工作。

3.职业影响　超过50%的HE皮损局部有细菌定植（主要是金黄色葡萄球菌），细菌定植与HE病情严重程度密切相关。从事食品加工业的HE患者有将可能带来污染食物的问题；从事卫生健康行业的HE患者有可能将感染传播给被服务的患者。

4.经济影响　从社会层面来看，HE患者面临着治疗的直接成本以及有可能失业的间接成本。由于HE患者面临工作场所变应原、刺激源的暴露以及病假成本和巨额的工伤补偿，因此HE是一种昂贵的疾病。此外，HE患者通常是忙于生计、上有老下有小的中青年人，这导致HE的社会影响和经济成本进一步上升。面对这些有害因素，解决问题的关键是做好预防措施、优化治疗方案以及早期积极控制[69]。

第2节　手部湿疹的预防

一、一级预防

一级预防是指进行HE健康教育，戴防护手套，加强手部护理，科学洗手等。一级预防对于避免HE的发生有重要作用。

（一）戴防护手套

乳胶手套对微生物和水性材料有很好的隔离作用，但对隔离脂肪、溶剂和化学品的作用不大。相反，丁腈手套对脂肪和溶剂有很好的隔离作用，而乙烯基手套能对大多数化学物质提供额外的隔离作用。因此，乙烯基手套较乳胶手套的保护作用更好，但为了达到最佳效果，应先戴棉手套，再戴乙烯基手套[59]。

（二）使用护肤产品

使用护肤产品既作为常规预防性使用，也作为治疗措施，可以提高皮肤和角质层的含水量，预防瘙痒、减少复发，同时有助于恢复表皮脂质平衡。此外，因为有物理性隔离作用，护肤产品还可以减少理化刺激源对皮肤的不良影响。常用的护肤产品有护肤剂（emollients）、保湿霜（moisturizers）、洗液（lotions）、护肤霜（skin cream）等，各品种间可以交替使用，起到保湿、舒缓、修复屏障的作用。尽量选择不含香料的外用护肤润肤用品。

（三）科学洗手

双手对于人类的日常生活、交际、工作十分重要。双手接触外环境中的污染物、细菌和病毒等微生物以及理化刺激物的频率非常高，因此科学洗手且避免过度洗手非常重要。科学洗手概括为七步，又称七步洗手法（简称内外夹弓大立腕）。具体如下：

第一步（内）：洗手掌，流水湿润双手，涂抹洗手液（或肥皂），掌心相对，手指并拢相互揉搓；

第二步（外）：洗背侧指缝，手心对手背沿指缝相互揉搓，双手交换进行；

第三步（夹）：洗掌侧指缝，掌心相对，双手交叉沿指缝相互揉搓；

第四步（弓）：洗指背，弯曲各手指关节，半握拳把指背放在另一手掌心旋转揉搓，双手交换进行；

第五步（大）：洗拇指，一手握另一手大拇指旋转揉搓，双手交换进行；

第六步（立）：洗指尖，弯曲各手指关节，把指尖合拢在另一手掌心旋转揉搓，双手交换进行；

第七步（腕）：洗手腕、手臂，揉搓手腕、手臂，双手交换进行。

特别注意：要彻底清洗戴戒指、手表和其他装饰品的部位。应先摘下手上的饰物再彻底洗手，因为手上戴戒指时会使局部形成一个藏污纳垢的"特区"，稍不注意就会使细菌"漏网"。科学洗手每一步的揉搓时间均应大于 15 s。

Kendziora 等人[118]报告，自新型冠状病毒肺炎疫情暴发以来，频繁的手部消毒、特应性皮炎和年轻者是 HE 的危险因素，但与使用护肤用品无关。疫情期间频繁的手部护理与 HE 症状无显著相关性（$P = 0.172$），但与 HE 症状的自我认识有关。应提高对 HE 的认识，以便尽早采取预防措施。

（四）健康教育

通过多种方式普及 HE 相关知识，如是否传染，能否治愈，饮食方面有何注意事项，该如何预防等。可以通过以下几个问题普及 HE 健康教育。

1. 什么是手部湿疹？

手部湿疹或皮炎是手部皮肤的炎症。它属于炎症性皮肤病，日常生活及交际不会传染[68]。

2. 应该如何避免或减轻手部湿疹？

（1）避免过度洗手。可使用免洗手消毒液。

（2）避免使用非常热的水洗手。

（3）在湿作业或洗手之前取下戒指，因为它们会保留刺激物使局部形成一个藏污纳垢的"特区"。

（4）洗手后涂抹保湿霜。

（5）避免接触刺激性和过敏性物质。

（6）洗头时戴上乙烯基手套。

（7）在准备食物时，尽量减少与果汁、水果、蔬菜、生肉、洋葱和大蒜的接触。

（8）使用手套时，应先戴上棉手套，再戴橡胶手套，因为出汗会使湿疹恶化。戴棉手套进行一般的室内工作（如除尘、处理材料或纸板）。

二、二级预防

二级预防是指使患者尽早识别 HE 的症状和体征，及时采取措施，减轻病情，促进早日康复。

为了评价健康教育对提高 HE 患者治疗依从性、疗效及预防 HE 的作用，Erdil 等[119]等采用随机对照研究观察了短消息服务（short message service, SMS）对提高 HE 疗效的影响。作者在治疗前对患者湿疹严重性、治疗依从性、对 HE 的认知水平以及对预防措施的依从性、手部护肤行为等进行了研究。结果发现，SMS 可以提高治愈率，尤其是提高了使用护肤产品的频率，因而提高了治疗成功率。其内容包括[59]：

1. 在进行湿作业时使用手套。

2. 使用适当的防护手套，但使用时间应尽可能短。

3. 防护手套应完好无损，内部应清洁干燥。

4. 当防护手套使用时间需超过 10 min 时，应先戴上棉手套，再戴防护手套。

5. 在温水中洗手，而不是在热水中洗手。使用清洁剂或肥皂洗手后应彻底冲洗并擦干双手。

6. 手不明显脏时，应该用酒精消毒代替用肥皂洗手。

7. 工作时不要戴指环。

8. 工作日，尤其是下班后和睡前，在手上涂抹润肤剂。白天使用保湿乳液，睡前使用无香味、富含油脂的润肤剂可能是合理的。

9. 润肤剂应该涂抹在手上，包括手蹼、指尖和背部。

10. 做家务时要小心做好手部防护。冬季洗碗时使用防护手套和绝缘手套。

三、三级预防

三级预防策略基本上与二级预防相同，但三级预防策略是针对严重的、慢性 HE 患者以及门诊随访对二级预防策略无效的患者。三级预防策略是专业性的，包括门诊和病房综合治疗以及跨学科解决方案，如职业皮肤病管理、工业卫生、健康教育、职业治疗、心理和行业协会参与管理。三级预防重在改善患者临床状况的所有干预措施，并在可能的情况下，经过干预患者仍然可以长期从事他们的职业。

四、健康咨询

健康教育和指导对于降低 HE 发病率、减轻患者病情、提高患者生活质量有积极意义。在门诊，为每一位 HE 患者提供各种形式的健康教育、促进患者康复，应作为一个纳入 HE 门诊的工作内容，常规工作包括详细询问病史，评估可能的变应原，进行针对性的变应原检查以及随访血液学检查等[69]。

(一)病史

详细询问患者病史非常重要,包括既往皮肤病如特应性皮炎、银屑病、以前手部出疹情况等,因为这些都可能是 HE 的主要危险因素。此外,家族史也非常重要。除了前述病史、家族史外,还需要详细了解患者 HE 的持续时间、既往治疗措施和疗效。当伴有足部湿疹时,了解首次湿疹的罹患位置尤为重要。任何已知或可疑的接触性变应原都应予以清除。

(二)接触评估

由于在大多数情况下,HE 是由当时环境中的暴露引起或加重的,因此应寻找任何可能导致刺激性接触性皮炎或接触性皮炎的暴露。应详细记录患者工作暴露史,通常包括有关产品信息和数据表。重要的是量化暴露,并澄清手暴露的频率或时间。家庭暴露通常包括湿作业、消费品,包括运动、园艺等爱好也可能促进 HE 的发生,应尽量减少无保护的作业。

(三)变应原试验

变应原试验主要包括皮肤斑贴试验和点刺试验。对于连续发病超过 3 个月的 HE 患者,应建议行皮肤斑贴试验检测变应原。皮肤斑贴试验的变应原除了按照暴露评估获得的当地主要变应原外,还应包括其他可能系列(如美发师系列、切割油系列等),以及在工作场所或家中 / 闲暇时间识别的变应原。测试中还应包括手套和化妆品等个人物品。对变应原斑贴试验结果也要进行甄别,评估所有测试阳性反应的相关性。只有在识别出当前有相关性的斑贴试验阳性反应时,才能诊断手部变应性接触性皮炎(ACD)。由于 ACD 只有在避免接触变应原的情况下才能清除,应向患者提供可能发现这些过敏原的详细信息。关于工作场所中的变应原暴露,应使用安全的替代品替换变应原,或者建议患者脱离原岗位到安全的环境中。现场解释有时不尽详细,必要的书面健康处方有助于确保患者理解到位。应随访斑贴试验阳性的变应原是否已在日常生活、工作场所中得到避免。当怀疑患者是接触性荨麻疹 / 蛋白质接触性皮炎时,应进行皮肤点刺试验。天然胶乳和食品是引发接触性荨麻疹 / 蛋白质接触性皮炎最常见的原因。

（四）血液检测

特应性皮炎合并 HE 时，检测血清特异性 IgE 水平有一定价值。此外，严重 HE 患者如接受了系统治疗，检查血液学指标如血常规、肝肾功能、血脂水平等是必需的，必要时据这些指标调整治疗方案。除此之外，并非必须进行患者血液学检查，除非有其他特殊需要。

（五）患者教育

参考一、二和三级预防对患者进行健康教育。

（六）职业病例报告

出现疑似与工作岗位相关的群体性 HE 病例时，应进行职业病疑似病例报告，并派出专门工作小组对环境、防护措施开展调查。

（戴向农　叶嘉琪　叶兴东）

第 12 章
相关问卷

第 1 节　手部湿疹流行病学调查问卷

问卷编号□□□□□

姓名_____　　　电话：_____　　　邮箱：_____

调查时间_____年_____月_____日

一、基本情况（A）

A1. 性别：①男；②女

A2. 年龄：_____岁

A3. 民族：①汉族；②其他_____

A4. 籍贯：_____

A5. 女性月经情况：①尚未来潮；②行经且周期正常；③月经失调；④绝经期_____

A6. 现居住地：①城镇；②农村_____

A7. 婚姻状态：①已婚；②未婚；③其他_____

A8. 文化程度：①小学；②初中；③高中（中专）；④大专 / 本科；⑤研究生；⑥其他_____

A9. 对近 6 个月的生活满意度评价：①满意；②基本满意；③不满意

二、发病相关因素调查（B）

B1. 职业：①离退休及待业人员；②办公室文员；③学生；④教师；⑤计算机 / 电子 / 通信从业者；⑥金属加工从业者；⑦建筑从业者；⑧矿工 / 纺

织工/化工从业者；⑨生产制造/维修/运输从业者；⑩农民；⑪渔民；⑫农业/林业/牧业/水利业从业者；⑬食品加工业；⑭厨师/厨房杂勤工；⑮家庭主妇/家政人员/保洁人员；⑯美容美发从业者；⑰护士；⑱医学技术人员/药剂师；⑲医师；⑳牙科医师/护士/技师；㉑其他_____

B2. 是否采取职业相关的手部劳动保护措施？①无；②有

B3. 每天用洗涤剂洗手频率_____次

B4. 每天累计戴手套时间_____小时

B5. 吸烟情况：①无；②主动吸烟；③被动吸烟；主动吸烟量_____

B6. 饮酒情况：①每次饮酒量_____（两）（注：50 ml/两）；②平均饮酒频率_____次/周

B7. 手部湿疹初发年龄：_____岁

B8. 哪一个季节加重：①春；②夏；③秋；④冬；⑤不定期；⑥与季节无关

B9. 每次病程持续时间：_____周（每月4周计算）

B10. 手部湿疹复发次数：_____次/年

B11. 复发或加重的可能外部非食物因素包括：①洗涤剂；②化工染料；③金属复合物；④植物除草剂；⑤化妆品/香料；⑥吸烟；⑦职业暴露；⑧其他_____；⑨无明确关系

B12. 复发或加重的可能食物因素包括：①植物蛋白（豆制品、花生等坚果、春笋等）；②动物蛋白（如牛羊肉等）；③蛋类及乳制品；④饮酒；⑤辛辣刺激食物；⑥调味品（如耗油、酱料）；⑦其他_____；⑧无明确关系

B13. 有无家族过敏史：①不清楚；②无；③有_____（疾病及亲属关系）

B14. 超过6周的过敏性疾病史：①有；②无

B15. 既往皮肤病史：①无；②特应性皮炎；③湿疹；④慢性荨麻疹；⑤结节性痒疹；其他_____

B16. 皮损主要累及部位：①指尖；②手指（指尖以外）；③手掌；④手背；⑤腕部；⑥其他部位_____

B17. 皮损类型（多选）：①红斑；②丘疹；③水疱；④皲裂；⑤鳞屑；⑥水肿；⑦其他_____

B18. 主要症状及影响程度：采用视觉评分法（0~10分，0：无，10：

重度）

①瘙痒：____分；②干燥：____分；③疼痛：____分；④灼热感：____分；⑤睡眠障碍：____分；⑥情绪障碍：____分；⑦手足多汗情况：____分

B19. 是否合并足部湿疹？①是；②否

三、治疗情况调查（C）

C1. 治疗途径：①自购药物；②由皮肤科医生诊治；③由非皮肤科医生诊治

C2. 每个病程直接治疗费用：直接现金支出累计约：_____（元）（注：每次发作就诊、直至病情缓解到可以停止用药的费用总支出）

C3. 1 年累计治疗周期（指病情缓解停止用药后，又因为反复发作需要就诊的次数，每个治疗周期算 1 次）_____次

C4. 每个治疗周期的总成本约：_____元（含因就诊产生的休假旷工成本、就诊往返交通成本、药费等经济成本）

C5. 治疗措施

（1）是否存在连续外用糖皮质激素超过 2 周：①无使用；②使用，但 2 周以内；③是，且 2 周以上

（2）是否存在连续外用中强效及以上的激素制剂（如包括但不限于地塞米松、氟米松、卤米松、倍他米松、丙酸氯倍他索等）2 周：①无使用；②使用，但 2 周以内；③是，且 2 周以上

（3）是否常规外用润肤保湿类制剂（如尿囊素、鱼肝油、维生素 E 乳膏等）？①否；②是

（4）是否常规外用抗生素类制剂（如包括但不限于红霉素、莫匹罗星软膏、夫西地酸）？①否；②是

（5）是否存在连续口服抗组胺药超过 2 周？①无使用；②使用，但 2 周以内；③是，且 2 周以上

（6）是否存在口服免疫抑制剂超过 4 周（如甲氨蝶呤、环孢素、硫唑嘌呤）？①无使用；②使用，但 4 周以内；③是，且 4 周以上

（7）是否存在连续口服糖皮质激素超过 2 周情形？①否；②是

（8）是否存在连续口服维 A 酸类药物 2 周及以上？①无使用；②使用，但 2 周以内；③是，且 2 周以上

（9）是否存在联合窄谱 UVB 或 UVA 治疗情形？①否；②是

（10）对治疗效果的总体满意度。①不满意；②基本满意；③满意

四、诊治过程调查（医生填写）（D）

D1. 手部湿疹的病程分类

①急性手部湿疹：病程≤ 3 个月或 1 年内发作≤ 1 次

②慢性手部湿疹：病程＞ 3 个月或每年内发作≥ 2 次

D2. 手部湿疹的病因分类

外源性手部湿疹：①变应性接触性皮炎；②刺激性接触性皮炎；③接触性荨麻疹 / 蛋白质接触性皮炎

内源性手部湿疹：①特应性皮炎手部湿疹；②角化过度性手部湿疹；③水疱大疱性手部湿疹

D3. 是否继发细菌感染

（1）是：凡有脓疱、脓液及脓痂为临床可疑细菌感染

（2）否：干净的渗出、红斑、丘疹、苔藓样变为无感染

D4. 斑贴试验阳性结果：＿＿＿＿＿＿＿＿＿＿＿＿＿＿＿

D5. 点刺试验阳性结果：＿＿＿＿＿＿＿＿＿＿＿＿＿＿＿

D6. 实验室检查：

（1）治疗前后血清总 IgE 水平：＿＿＿＿＿＿＿＿＿＿＿＿＿

（2）治疗前后血常规（尤其嗜酸性粒细胞水平）：＿＿＿＿＿＿

（3）治疗前后微生物检查（真菌及细菌）：＿＿＿＿＿＿＿＿

（4）皮损组织活检结果：＿＿＿＿＿＿＿＿＿＿＿＿＿＿

（5）其他（治疗前后均检测）：①雌激素水平；② 25- 羟基维生素 D_3 水平；③ 25- 羟基维生素 D_2 水平

五、病情评估：HECSI 评分（E）

为了便于临床研究，须对手部湿疹进行病情分级。目前认为采用

HECSI 评分[83]较适合临床。将每只手分为 5 个区域，即指尖、手指（指尖以外）、手掌、手背及腕部，每个区域按照各种皮损的严重程度评分，将无皮损改变、轻度、中度、重度分别记为 0、1、2 和 3 分。

皮损包括 6 种，即红斑（E）、丘疹（P）、水疱（V）、皲裂（F）、鳞屑（S）、水肿（O），每个部位总分为各皮损评分之和。

双手整体病变范围按以下标准评分：未受累记 0 分，受累 1% ～ 25% 记 1 分，受累 26% ～ 50% 记 2 分，受累 51% ～ 75% 记 3 分，受累 76% ～ 100% 记 4 分。

总 HECSI 评分为每个部位总分与病变范围的乘积之和。HECSI 评分范围是 0 ～ 360 分，根据该评分可将手部湿疹分为轻度（0 ～ 11 分）、中度（12 ～ 27 分）和重度（≥ 28 分）（表 12-1）。

表 12-1　手部湿疹病情量化评分表

手部湿疹的病情评估 *					
项目 / 部位	10 个指尖	10 手指	2 个手掌	2 个手背	2 个腕部	小计
红斑（E）	0 ～ 3	0 ～ 3	0 ～ 3	0 ～ 3	0 ～ 3	0 ～ 15
丘疹（P）	0 ～ 3	0 ～ 3	0 ～ 3	0 ～ 3	0 ～ 3	0 ～ 15
水疱（V）	0 ～ 3	0 ～ 3	0 ～ 3	0 ～ 3	0 ～ 3	0 ～ 15
皲裂（F）	0 ～ 3	0 ～ 3	0 ～ 3	0 ～ 3	0 ～ 3	0 ～ 15
鳞屑（S）	0 ～ 3	0 ～ 3	0 ～ 3	0 ～ 3	0 ～ 3	0 ～ 15
水肿（O）	0 ～ 3	0 ～ 3	0 ～ 3	0 ～ 3	0 ～ 3	0 ～ 15
双手病变累及范围	0 ～ 4					0 ～ 90
小计	5 ×（0 ～ 18）= 0 ～ 90					0 ～ 360

1. * 为单侧单面评估。如果累及手背或双手则相应乘以 2 或累加。双手整体病变范围标准评分：未受累 = 0 分，受累 1% ～ 25% = 1 分，受累 26% ～ 50% = 2 分，受累 51% ～ 75% = 3 分，受累 76% ～ 100% = 4 分

2. 受累面积也可以按照指节估算：单手掌面 32 个指节，掌心 18 个指节，手指 14 个指节。每个指节面积为体表面积的 0.03%。一个手掌面积约为人体面积 1%

3. 每个部位积分标准：0 = 无；1 = 轻度；2 = 中度；3 = 重度

病情分级对应的总分积分：轻度（0 ～ 11 分）、中度（12 ～ 27 分）和重度（≥ 28 分）

第2节 皮肤病生活质量指标调查表

DLQI 总分 0 ～ 30 分＿＿＿＿＿＿＿

此份问卷的目的是度量在过去的一个星期里，皮肤病对您的生活影响有多大。（0 ＝无影响；1 ＝少许影响；2 ＝明显影响；3 ＝严重影响。）

1. 上周内，您的皮肤感到痒、触痛、疼痛、刺痛了吗？

2. 上周内，由于您的皮肤问题，您感到尴尬或自卑吗？

3. 上周内，皮肤问题对您购物、做家务的影响程度如何？

4. 上周内，皮肤问题对您穿衣的影响程度如何？

5. 上周内，皮肤问题对您的社交或休闲生活有多大影响？

6. 上周内，皮肤问题对您运动有多大影响？

7. 上周内，皮肤问题对您的工作或学习有多大影响？

8. 上周内，皮肤问题妨碍了您与爱人、亲密朋友、亲戚之间的交往了吗？

9. 上周内，皮肤问题对您的性生活造成了多大影响？

10. 上周内，皮肤问题对您造成了多少麻烦？如把家里弄得一团糟糕或占用您很多时间。

（谢志敏　叶兴东）

参考文献

［1］Vela-Romera A，Carriel V，Martin-Piedra MA，et al. Characterization of the human ridged and non-ridged skin：a comprehensive histological，histochemical and immunohistochemical analysis［J］. Histochem Cell Biol，2019，151（1）：57-73.

［2］Shirshin EA，Gurfinkel YI，Priezzhev AV，et al. Two-photon autofluorescence lifetime imaging of human skin papillary dermis in vivo：assessment of blood capillaries and structural proteins localization［J］. Sci Rep，2017，7（1）：1171.

［3］Woodley DT. Distinct Fibroblasts in the Papillary and Reticular Dermis：Implications for Wound Healing［J］. Dermatol Clin，2017，35（1）：95-100.

［4］Wong R，Geyer S，Weninger W，et al. The dynamic anatomy and patterning of skin［J］. Exp Dermatol，2016，25（2）：92-98.

［5］Ovaere P，Lippens S，Vandenabeele P，et al. The emerging roles of serine protease cascades in the epidermis［J］. Trends Biochem Sci，2009，34（9）：453-463.

［6］Driskell RR，Jahoda CA，Chuong CM，et al. Defining dermal adipose tissue［J］. Exp Dermatol，2014，23（9）：629-631.

［7］Rodrigues M，Kosaric N，Bonham CA，et al. Wound Healing：A Cellular Perspective［J］. Physiol Rev，2019，99（1）：665-706.

［8］Tran TT，Yamamoto Y，Gesta S，et al. Beneficial effects of subcutaneous fat transplantation on metabolism［J］. Cell Metab，2008，7（5）：410-

420.

［9］ Cildir G，Akincilar SC，Tergaonkar V. Chronic adipose tissue inflammation：all immune cells on the stage［J］. Trends Mol Med，2013，19（8）：487-500.

［10］何春燕，覃叶萍，宋坪. 手部皮肤特点及手部健康问题应对措施［J］. 中国美容医学，2021，30（01）：172-176.

［11］Hsu YC，Li L，Fuchs E. Emerging interactions between skin stem cells and their niches［J］. Nat Med，2014，20（8）：847-856.

［12］Machado-Moreira CA，Caldwell JN，Mekjavic IB，et al. Sweat secretion from palmar and dorsal surfaces of the hands during passive and active heating［J］. Aviat Space Environ Med，2008，79（11）：1034-1040.

［13］Amano T，Kato Y，Machado-Moreira CA，et al. Changes in eccrine sweating on the glabrous skin of the palm and finger during isometric exercise［J］. Acta Physiol（Oxf），2011，202（4）：649-655.

［14］Iwase S，Ikeda T，Kitazawa H，et al. Altered response in cutaneous sympathetic outflow to mental and thermal stimuli in primary palmoplantar hyperhidrosis［J］. J Auton Nerv Syst，1997，64（2-3）：65-73.

［15］Matsuda K，Kobayashi H，Watanuki S. Evaluation of mental strain by palm sweating during short-term memory task［J］. Appl Human Sci，1996，15（2）：75-80.

［16］Rastogi A，Pospisil P. Ultra-weak photon emission as a non-invasive tool for monitoring of oxidative processes in the epidermal cells of human skin：comparative study on the dorsal and the palm side of the hand［J］. Skin Res Technol，2010，16（3）：365-370.

［17］Nguyen AV，Soulika AM. The Dynamics of the Skin's Immune System［J］. Int J Mol Sci，2019，20（8）.

［18］Proksch E. pH in nature，humans and skin［J］. J Dermatol，2018，45（9）：1044-1052.

［19］Elias PM. Structure and function of the stratum corneum extracellular matrix［J］. J Invest Dermatol，2012，132（9）：2131-2133.

［20］Madison KC. Barrier function of the skin："la raison d'etre" of the epidermis［J］. J Invest Dermatol，2003，121（2）：231-241.

［21］Kubo A，Ishizaki I，Kubo A，et al. The stratum corneum comprises three layers with distinct metal-ion barrier properties［J］. Sci Rep，2013，3：1731.

［22］Brandner JM，Kief S，Grund C，et al. Organization and formation of the tight junction system in human epidermis and cultured keratinocytes［J］. Eur J Cell Biol，2002，81（5）：253-263.

［23］Schmid-Wendtner MH，Korting HC. The pH of the skin surface and its impact on the barrier function［J］. Skin Pharmacol Physiol，2006，19（6）：296-302.

［24］Fluhr JW，Kao J，Jain M，et al. Generation of free fatty acids from phospholipids regulates stratum corneum acidification and integrity［J］. J Invest Dermatol，2001，117（1）：44-51.

［25］Krien PM，Kermici M. Evidence for the existence of a self-regulated enzymatic process within the human stratum corneum -an unexpected role for urocanic acid［J］. J Invest Dermatol，2000，115（3）：414-420.

［26］Elias PM. The skin barrier as an innate immune element［J］. Semin Immunopathol，2007，29（1）：3-14.

［27］Nakatsuji T，Chen TH，Narala S，et al. Antimicrobials from human skin commensal bacteria protect against Staphylococcus aureus and are deficient in atopic dermatitis［J］. Sci Transl Med，2017，9（378）.

［28］Edmonds-Wilson SL，Nurinova NI，Zapka CA，et al. Review of human hand microbiome research［J］. J Dermatol Sci，2015，80（1）：3-12.

［29］Kobayashi T，Naik S，Nagao K. Choreographing Immunity in the Skin Epithelial Barrier［J］. Immunity，2019，50（3）：552-565.

［30］中国医师协会皮肤科医师分会. 中国手部湿疹诊疗专家共识（2021版）［J］. 中华皮肤科杂志，2021，54（1）：19-26.

［31］叶兴东、李嘉彦、戴向农. 细胞微球凝集法检测手部皮炎血清 Th 型细胞因子表达［J］. 中华检验医学杂志，2012，35（12）：1197-1199.

［32］Voorberg AN，Niehues H，Oosterhaven J，et al. Vesicular hand eczema transcriptome analysis provides insights into its pathophysiology［J］. Exp Dermatol，2021，30（12）：1775-1786.

［33］Kumari V，Timm K，Kuhl AA，et al. Impact of systemic alitretinoin treatment on skin barrier gene and protein expression in patients with chronic hand eczema［J］. Br J Dermatol，2016，175（6）：1243-1250.

［34］Politiek K，Loman L，Pas HH，et al. Hyperkeratotic hand eczema：Eczema or not?［J］. Contact Dermatitis，2020，83（3）：196-205.

［35］Wang B，Liu LL，Zhao ZT，et al. Impaired Skin Barrier Function and Downregulated Expression of Caspase-14 in Moderate to Severe Chronic Hand Eczema［J］. Dermatol，2018，234（5-6）：180-185.

［36］Jungersted JM，Hogh JK，Hellgren LI，et al. Hand eczema and stratum corneum ceramides［J］. Clin Exp Dermatol，2015，40（3）：243-246.

［37］Tauber M，Berard E，Lourari S，et al. Latent class analysis categorizes chronic hand eczema patients according to skin barrier impairment［J］. J Eur Acad Dermatol Venereol，2020，34（7）：1529-1535.

［38］Wong WJ，Richardson T，Seykora JT，et al. Hypoxia-inducible factors regulate filaggrin expression and epidermal barrier function［J］. J Invest Dermatol，2015，135（2）：454-461.

［39］Molin S，Merl J，Dietrich KA，et al. The hand eczema proteome：imbalance of epidermal barrier proteins［J］. Br J Dermatol，2015，172（4）：994-1001.

［40］Thyssen JP，Carlsen BC，Menne T，et al. Filaggrin null mutations increase the risk and persistence of hand eczema in subjects with atopic dermatitis：results from a general population study［J］. Br J Dermatol，2010，163（1）：115-120.

［41］Molin S，Vollmer S，Weiss EH，et al. Filaggrin mutations may confer susceptibility to chronic hand eczema characterized by combined allergic and irritant contact dermatitis［J］. Br J Dermatol，2009，161（4）：801-807.

［42］Handa S，Khullar G，Pal A，et al. Filaggrin gene mutations in hand eczema patients in the Indian subcontinent：A prospective case-control study［J］. Contact Dermatitis，2019，80（6）：359-364.

［43］Angelova-Fischer I，Mannheimer AC，Hinder A，et al. Distinct barrier integrity phenotypes in filaggrin-related atopic eczema following sequential tape stripping and lipid profiling［J］. Exp Dermatol，2011，20（4）：351-356.

［44］Jungersted JM，Hogh JK，Hellgren LI，et al. Changes in skin barrier during treatment with systemic alitretinoin：focus on skin susceptibility and stratum corneum ceramides［J］. Arch Dermatol Res，2010，302（9）：653-656.

［45］Visser MJ，Landeck L，Campbell LE，et al. Impact of atopic dermatitis and loss-of-function mutations in the filaggrin gene on the development of occupational irritant contact dermatitis［J］. Br J Dermatol，2013，168（2）：326-332.

［46］Heede NG，Thyssen JP，Thuesen BH，et al. Predictive factors of self-reported hand eczema in adult Danes：a population-based cohort study with 5-year follow-up［J］. Br J Dermatol，2016，175（2）：287-295.

［47］Heede NG，Thuesen BH，Thyssen JP，et al. Hand eczema，atopic dermatitis and filaggrin mutations in adult Danes：a registry-based study assessing risk of disability pension［J］. Contact Dermatitis，2017，77（2）：95-105.

［48］Lerbaek A，Bisgaard H，Agner T，et al. Filaggrin null alleles are not associated with hand eczema or contact allergy［J］. Br J Dermatol，2007，157（6）：1199-1204.

［49］Visser MJ，Verberk MM，Campbell LE，et al. Filaggrin loss-of-function mutations and atopic dermatitis as risk factors for hand eczema in apprentice nurses：part Ⅱ of a prospective cohort study［J］. Contact Dermatitis，2014，70（3）：139-150.

［50］Paller AS，Kong HH，Seed P，et al. The microbiome in patients with atopic dermatitis［J］. J Allergy Clin Immunol，2019，143（1）：26-35.

［51］Nørreslet LB，Edslev SM，Andersen PS，et al. Colonization with Staphylococcus aureus in patients with hand eczema：Prevalence and association with severity，atopic dermatitis，subtype and nasal colonization［J］. Contact Dermatitis，2020，83（6）：442-449.

［52］Clausen ML，Edslev SM，Andersen PS，et al. Staphylococcus aureus colonization in atopic eczema and its association with filaggrin gene mutations［J］. Br J Dermatol，2017，177（5）：1394-1400.

［53］Griffiths C，Barker J，Bleiker T，et al. Rook's Textbook of Dermatology ［M］. Ninth Edition ed. WILEY Blackwell，2016.

［54］Moberg C，Alderling M，Meding B. Hand eczema and quality of life：a population-based study［J］. Br J Dermatol，2009，161（2）：397-403.

［55］Smith HR，Armstrong DK，Wakelin SH，et al. Descriptive epidemiology of hand dermatitis at the St John's contact dermatitis clinic 1983-97［J］. Br J Dermatol，2000，142（2）：284-287.

［56］Symanzik C，Weinert P，Babic Z，et al. Skin toxicity of selected hair cosmetic ingredients：a review focusing on hairdressers［J］. Int J Environ Res Public Health，2022，19（13）：7588.

［57］彭勇，罗瑞静，刘杰. 手部湿疹的病因及治疗研究进展［J］. 中医药导报，2014，20（12）：52-54.

［58］徐静，黄玲. 系统性接触性皮炎的致敏原研究进展［J］. 皮肤性病诊疗学杂志，2020，27（06）：460-463.

［59］Diepgen TL，Andersen KE，Chosidow O，et al. Guidelines for diagnosis，prevention and treatment of hand eczema［J］. J Dtsch Dermatol Ges，2015，13（1）：e1-e22.

［60］Agner T，Elsner P. Hand eczema：epidemiology，prognosis and prevention ［J］. J Eur Acad Dermatol Venereol，2020，34（Suppl 1）：4-12.

［61］Norreslet LB，Edslev SM，Clausen ML，et al. Hand eczema and temporal variation of Staphylococcus aureus clonal complexes：A prospective observational study〔J〕. J AM ACAD DERMATOL，2022，87（5）：1006-1013.

〔62〕Grohagen C，Liden C，Wahlgren CF，et al. Hand eczema in adolescents and atopic dermatitis; a prospective cohort study from the BAMSE project〔J〕. Br J Dermatol，2015，173（5）：1175-1182.

〔63〕Huang D，Tang Z，Qiu X，et al. Hand eczema among healthcare workers in Guangzhou City：a cross-sectional study〔J〕. Annals of translational medicine，2020，8（24）：1664.

〔64〕Coenraads PJ. Hand eczema〔J〕. N Engl J Med，2012，367（19）：1829-1837.

〔65〕李邻峰. 接触性皮炎与皮肤变态反应〔M〕. 北京：北京大学医学出版社，2002.

〔66〕Shah MG，Maibach HI. Estrogen and skin. An overview〔J〕. Am J Clin Dermatol，2001，2（3）：143-150.

〔67〕Politiek K，Loman L，Pas HH，et al. Hyperkeratotic hand eczema：Eczema or not?〔J〕. Contact Dermatitis，2020，83（3）：196-205.

〔68〕de Leon FJ，Berbegal L，Silvestre JF. Management of Chronic Hand Eczema〔J〕. Actas Dermosifiliogr，2015，106（7）：533-544.

〔69〕Auger T，Elsner P. Hand eczema：epidemiology，prognosis and prevention〔J〕. J Eur Acad Dermatol Venereol，2020，34（Suppl 1）：4-12.

〔70〕Loman L，Brands MJ，Massella PA，et al. Lifestyle factors and hand eczema：A systematic review and meta-analysis of observational studies〔J〕. Contact Dermatitis，2022，87（3）：211-232.

〔71〕Quaade AS，Simonsen AB，Halling AS，et al. Prevalence，incidence，and severity of hand eczema in the general population—A systematic review and meta-analysis〔J〕. Contact Dermatitis，2021，84（6）：361-374.

〔72〕Kersh AE，Johansen M，Ojeaga A，et al. Hand Dermatitis in the Time of COVID-19：A Review of Occupational Irritant Contact Dermatitis〔J〕. Dermatitis，2021，32（2）：86-93.

［73］Menne T，Johansen JD，Sommerlund M，et al. Hand eczema guidelines based on the Danish guidelines for the diagnosis and treatment of hand eczema［J］. Contact Dermatitis，2011，65（1）：3-12.

［74］Jamiolkowski D，Steveling-Klein E，Thomas ZM，et al. Structured diagnostic assessment of hand eczema in cleaning workers［J］. J Dtsch Dermatol Ges，2021，19（5）：672-676.

［75］Thyssen JP，Johansen JD，Linneberg A，et al. The epidemiology of hand eczema in the general population-prevalence and main findings［J］. Contact Dermatitis，2010，62（2）：75-87.

［76］Erdem Y，Inal S，Sivaz O，et al. How does working in pandemic units affect the risk of occupational hand eczema in healthcare workers during the coronavirus disease-2019（COVID-19）pandemic：A comparative analysis with nonpandemic units［J］. Contact Dermatitis，2021，85（2）：215-224.

［77］Silverberg JI，Warshaw EM，Maibach HI，et al. Hand eczema in children referred for patch testing：North American Contact Dermatitis Group Data，2000-2016［J］. Br J Dermatol，2021，185（1）：185-194.

［78］Wollina U. Pompholyx：a review of clinical features，differential diagnosis，and management［J］. Am J Clin Dermatol，2010，11（5）：305-314.

［79］Kutzner H，Wurzel RM，Wolff HH. Are acrosyringia involved in the pathogenesis of "dyshidrosis"？［J］. Am J Dermatopathol，1986，8（2）：109-116.

［80］Storrs FJ. Acute and recurrent vesicular hand dermatitis not pompholyx or dyshidrosis［J］. Arch Dermatol，2007，143（12）：1578-1580.

［81］Wollina U，Abdel NM. Pharmacotherapy of pompholyx［J］. Expert Opin Pharmacother，2004，5（7）：1517-1522.

［82］Menné T，Johansen JD，Sommerlund M，et al. Hand eczema guidelines based on the Danish guidelines for the diagnosis and treatment of hand eczema［J］. Contact Dermatitis，2011，65（1）：3-12.

［83］ Bonamonte D，Foti C，Vestita M，et al. Nummular eczema and contact allergy：a retrospective study［J］. Dermatitis，2012，23（4）：153-157.

［84］ Lowther A，Mccormick T，Nedorost S. Systemic contact dermatitis from propylene glycol［J］. Dermatitis，2008，19（2）：105-108.

［85］ Pinheiro V，Pestana C，Pinho A，et al. Occupational allergic contact dermatitis caused by antibiotics in healthcare workers—relationship with non-immediate drug eruptions［J］. Contact Dermatitis，2018，78（4）：281-286.

［86］ Lundh K，Gruvberger B，Persson L，et al. Oral provocation of patients allergic to sesquiterpene lactones with German chamomile tea to demonstrate possible systemic allergic dermatitis［J］. Contact Dermatitis，2020，83（1）：8-18.

［87］ Morimoto H，Hayano S，Ozawa N，et al. Questionnaire Survey of Possible Association of Allergic Diseases with Adverse Reactions to SARS-CoV-2 Vaccination［J］. Vaccines（Basel），2021，9（12）：1421

［88］ Thyssen JP，Schuttelaar M，Alfonso JH，et al. Guidelines for diagnosis, prevention，and treatment of hand eczema［J］. Contact Dermatitis，2022，86（5）：357-378.

［89］ Held E，Skoet R，Johansen JD，et al. The hand eczema severity index（HECSI）：a scoring system for clinical assessment of hand eczema. A study of inter- and intraobserver reliability［J］. Br J Dermatol，2005，152（2）：302-307.

［90］ Hald M，Agner T，Blands J，et al. Clinical severity and prognosis of hand eczema［J］. Br J Dermatol，2009，160（6）：1229-1236.

［91］ Boonstra MB，Christoffers WA，Coenraads PJ，et al. Patch test results of hand eczema patients：relation to clinical types［J］. J Eur Acad Dermatol Venereol，2015，29（5）：940-947.

［92］ Cole S. Herpes Simplex Virus：Epidemiology，Diagnosis，and Treatment［J］. Nurs Clin North Am，2020，55（3）：337-345.

［93］余海，张佳丽，王丽丽.脂溢性角化病临床、皮肤镜及病理特点分析［J］.承德医学院学报，2021，38（3）：199-203.

［94］刘波，李晓静.脂溢性角化病148例临床与组织病理分析［J］.临床皮肤科杂志，2021，50（6）：335-337.

［95］Guorgis G，Anderson CD，Lyth J，et al. Actinic Keratosis Diagnosis and Increased Risk of Developing Skin Cancer：A 10-year Cohort Study of 17,651 Patients in Sweden［J］. Acta Derm Venereol,2020,100（8）：v128.

［96］吴姣娜，高菲，郎文超.光线性角化病的皮肤镜特征研究进展［J］.中国麻风皮肤病杂志，2021，37（6）：406-410.

［97］崔婷婷，牛蕊仙，唐杰.330例光线性角化病临床与组织病理特征回顾性分析［J］.皮肤病与性病，2020，42（4）：469-471.

［98］杨正生，李力，戴秀荣.斑块状银屑病严重程度评价及皮肤镜表现分析［J］.医学综述，2021，27（5）：1017-1021.

［99］张勇.进行性指掌角皮症的临床病理特点及发病机制［J］.河北医药，2016，38（4）：580-582.

［100］Miyamoto D，Santi CG，Aoki V，et al. Bullous pemphigoid［J］. An Bras Dermatol，2019，94（2）：133-146.

［101］邱梦桃，顾有守，薛汝增.连续性肢端皮炎15例临床及病理分析［J］.皮肤病与性病，2012，34（5）：254-256.

［102］赵辨.中国临床皮肤病学［M］.2版.南京：江苏凤凰科学技术出版社，2017.

［103］Lakshmi C，Srinivas CR. Hand eczema：an update［J］. Indian J Dermatol Venereol Leprol，2012，78（5）：569-582.

［104］Elsner P，Agner T. Hand eczema：treatment［J］. J Eur Acad Dermatol Venereol，2020，34（Suppl 1）：13-21.

［105］Juntongjin P，Pongprasert R. Calcipotriol ointment shows comparable efficacy to topical steroids in chronic hand eczema［J］. Dermatol Ther，2019，32（4）：e12956.

［106］Chan CX，Zug KA. Diagnosis and Management of Dermatitis，Including

Atopic，Contact，and Hand Eczemas［J］. Med Clin North Am，2021，105（4）：611-626.

［107］Worm M，Thyssen JP，Schliemann S，et al. The pan-JAK inhibitor delgocitinib in a cream formulation demonstrates dose response in chronic hand eczema in a 16-week randomized phase IIb trial［J］. Br J Dermatol，2022，187（1）：42-51.

［108］Ismail A，El-Kholy S，Farid C. Botulinum toxin type A in chronic non-dyshidrotic palmar eczema：A side-by-side comparative study［J］. J Dermatol，2020，47（6）：601-608.

［109］Held E，Skoet R，Johansen JD，et al. The hand eczema severity index（HECSI）：a scoring system for clinical assessment of hand eczema. A study of inter- and intraobserver reliability［J］. Br J Dermatol，2005，152（2）：302-307.

［110］Schmith GD，Singh R，Gomeni R，et al. Use of Longitudinal Dose-Response Modeling to Support the Efficacy and Tolerability of Alitretinoin in Severe Refractory Chronic Hand Eczema（CHE）［J］. CPT Pharmacometrics Syst Pharmacol，2015，4（4）：255-262.

［111］Christoffers WA，Politiek K，Coenraads PJ，et al. Drug survival of cyclosporine in the treatment of hand eczema：a multicentre，daily use study［J］. J Eur Acad Dermatol Venereol，2016，30：63-66.

［112］中华医学会皮肤性病学分会特应性皮炎研究中心，中华医学会皮肤性病学分会儿童学组. 度普利尤单抗治疗特应性皮炎专家共识［J］. 中华皮肤科杂志，2022，55（6）：465-470.

［113］Navarro-Trivino FJ，Cuenca-Barrales C，Vega-Castillo JJ，et al. Chronic hand eczema and hepatogenic pruritus with good response to apremilast［J］. Dermatol Ther，2019，32（3）：e12879.

［114］Nezamololama N，Fieldhouse K，Metzger K，et al. Emerging systemic JAK inhibitors in the treatment of atopic dermatitis：a review of abrocitinib，baricitinib，and upadacitinib［J］. Drugs Context，2020，9.

［115］Meding B，Wrangsjo K，Jarvholm B. Fifteen-year follow-up of hand eczema：persistence and consequences［J］. Br J Dermatol，2005，152（5）：975-980.

［116］Petersen AH，Johansen JD，Hald M. Hand eczema-prognosis and consequences：a 7-year follow-up study［J］. Br J Dermatol，2014，171（6）：1428-1433.

［117］Olesen CM，Agner T，Ebbehoj NE，et al. Factors influencing prognosis for occupational hand eczema：new trends［J］. Br J Dermatol，2019，181（6）：1280-1286.

［118］Kendziora B，Guertler A，Ständer L，et al. Evaluation of hand hygiene and onset of hand eczema after the outbreak of SARS-CoV-2 in Munich［J］. Eur J Dermatol，2020，30（6）：668-673.

［119］Erdil D，Koku AA，Falay GT，et al. Hand eczema treatment：Change behaviour with text messaging，a randomized trial［J］. Contact Dermatitis，2020，82（3）：153-160.